U0341088

杭州师范大学人文艺术社会科学优秀作品资助出版

自古迄北宋时期浙江医药史

朱德明　著

中医古籍出版社

图书在版编目（CIP）数据

自古迄北宋时期浙江医药史/朱德明著．－北京：中医古籍出版社，2013.2

ISBN 978－7－5152－0271－6

Ⅰ．①自… Ⅱ．①朱… Ⅲ．①中国医药学－医学史－浙江省－先秦时代~北宋 Ⅳ．①R－092

中国版本图书馆 CIP 数据核字（2012）第 216341 号

自古迄北宋时期浙江医药史

朱德明　著

责任编辑　郑　蓉

封面设计　陈　娟

出版发行　中医古籍出版社

社　　址　北京东直门内南小街 16 号（100700）

印　　刷　北京金信诺印刷有限公司

开　　本　850mm×1168mm　1/32

印　　张　9.875

字　　数　180 千字　彩插 10 页

版　　次　2013 年 2 月第 1 版　2013 年 2 月第 1 次印刷

印　　数　0001~1000 册

ISBN 978－7－5152－0271－6

定　　价　25.00 元

作者简介

朱德明，1957 年 4 月 4 日出生于浙江省杭州市。教授，硕士生导师，主要从事医史文献学、医药文化、历史学研究。现任教于杭州师范大学人文学院历史系，兼任中华医学会医史学分会常务委员、中华中医药学会医史文献分会委员。自1990 年以来，先后出版了 7 部学术专著：《浙江医药史》（29.1 万字）、《浙江医药文物及遗址图谱》（30 万字）、《杭州医药文化》（32 万字）、《南宋时期浙江医药的发展》（21.2

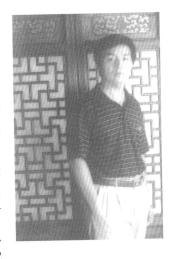

万字）、《元明清时期浙江医药的变迁》（45 万字）、《浙江医药曲折历程（1840～1949）》（33.6 万字）、《民国时期浙江医药史》（30 万字）；撰写了《人口学原理》（浙江大学教材）、《浙江历代医药著作》、《浙江中医药文化博览》、《钱塘医派》等著作的部分章节；主持了 10 多项国家级、省部级、厅局级科研课题；在《中华医史杂志》、《宗教学研究》、《华东师范大学学报（哲学社会科学版）》、《杭州大学学报（哲学社会科学版）》等学术杂志上发表 80 多篇学术论文，代表作品有《古代中国与非洲的医药交流》、《近代上海租界卫生史略》、《上海公共租界食品检疫初探》、《略论清末官制改革的实质》等。

内容提要

　　本书共分 5 章：第一章先秦时期浙江医药学，第二章秦汉时期浙江医药学，第三章三国两晋南北朝时期浙江医药学，第四章隋唐五代十国时期浙江医药学，第五章北宋时期浙江医药学。

　　浙江医药从无到有，起源绵延。尤其楔入北宋，更是进入了辉煌时期，在中华中医药发展史上谱写了优美的乐章。本书从政治、经济、文化、军事、习俗等各种视角对自古迄北宋时期浙江医药卫生的起源与发展进行了多角度的综合研究，将其置于当时社会历史背景下探究，彰显了它与政治、经济、文化等多种外部因素的互动机制。通过研究这一时期浙江医药卫生演变的历史共性与地域特色，有助于具体、生动地展示一个时代的特征和社会风貌。

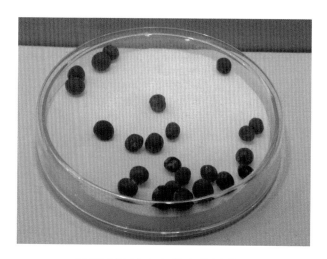

河姆渡遗址出土的中药材芡实

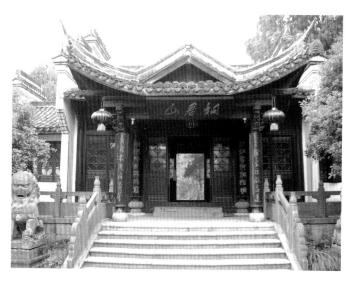

桐君山

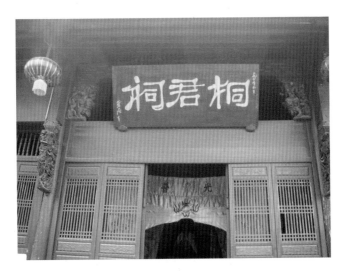

桐君祠

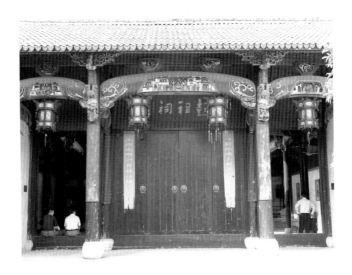

距今 4000 多年前，养生学家彭祖祠

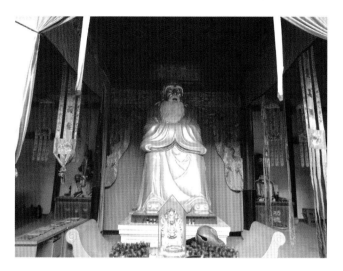

距今 4000 多年前，养生学家彭祖像

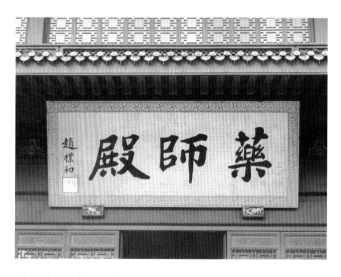

建于东晋咸和元年（公元 326 年），杭州灵隐药师殿

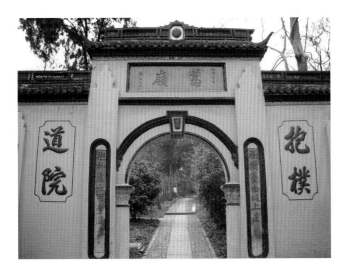

杭州葛岭葛洪炼丹处

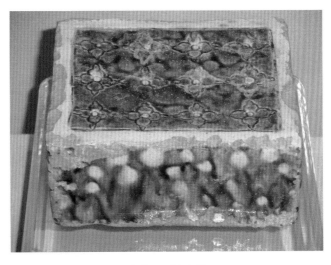

唐朝三彩脉枕

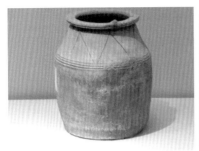

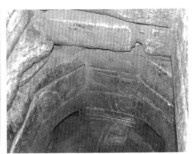

汉朝原始瓷水井模型、杭州老和山朱乐昌墓出土

东晋郭璞所凿富井，在原义乌绣川门外百步（现下车门八角井）

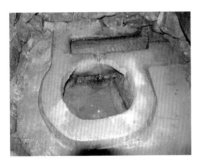

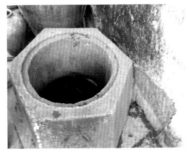

东晋葛洪炼丹的丹井，在嵊州长乐镇山口村葛英村左

北宋慈溪鸣鹤沿山十八井之一的一口井

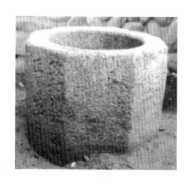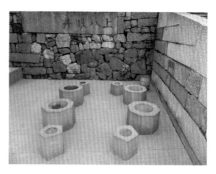

北宋正和年间云和
沙溪古井

宋朝杭州粮道山上八眼井

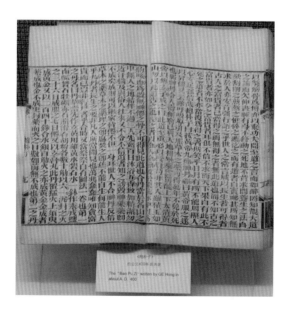

约公元 400 年，葛洪著《抱朴子》，
现存上海中医药大学医史博物馆

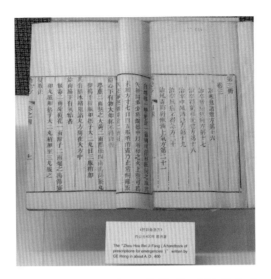

约公元 400 年，葛洪著《肘后备急方》，现存上海中医药大学医史博物馆

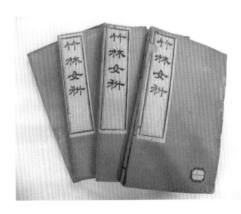

《竹林女科》，清朝萧山竹林寺辑，光绪十七年（公元 1891 年）孟秋，皖江节署刻本

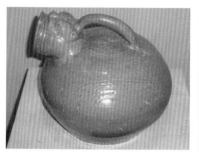

西晋越窑青瓷虎子

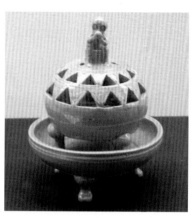

晋青瓷猴形钮镂空熏炉，
孙海芳藏

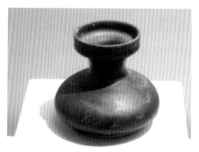

杭州老和山出土的东晋
德清窑黑釉唾盂

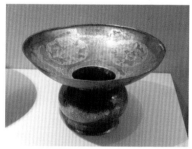

临安板桥出土的五代吴
越錾花银唾壶

绪　论

　　浙江地处我国东南沿海，属亚热带湿润季风区，降雨丰沛，气温适中，生物繁茂。追溯 8000 年前的新石器时代，浙江就具有与中原地域文明相媲美的灿烂史前文明史，并形成江浙地域文化风格。此后，浙江医药从无到有，起源绵延，尤其楔入北宋，更是进入了辉煌时期，在中华民族医药发展史上谱写了优美的乐章。

　　近年，浙江古代科学技术成就受到人们青睐，涉猎古代浙江科技史的论著频繁面世，一些通史、专门史嗜好阐述古代浙江科学技术概况。但尚存遗憾：一是对自古迄北宋时期浙江科技史中的医药卫生资料缺少系统性的挖掘与整理，尤其是考古资料尚未从医药卫生的角度得到充分挖掘和利用。二是对自古迄北宋时期浙江医药卫生研究尚不均衡。三是对自古迄北宋时期浙江医药卫生与社会各方面关系的稽探仍处起始阶段。虽说一些论著也旁及医药卫生的起源，但不是把它与社会关系当做一个独立的"问题"加以研究。四是对已有的研究成果缺少系统性的梳理与总结，此方面尚未觅到完整的相关著作。

　　面对上述困境，我们解决问题的思路是：（1）从搜集、整理实物资料和相关考古学研究成果入手，结合文献资料，对自古迄北宋时期浙江科学技术成就，作出较全面的梳理。（2）以医药卫生的进展为主线，按照中国历史发展阶段，对自古迄北宋时期浙江医药起源的五大阶段，以及各阶段医药卫生与社会的关系，作出系统性的阐述。（3）我们将研究对象置于当时历史大背景下进行综合而细致的考察，力图比较全面而深刻地描述这一时期浙江医药卫生的起源。我们拟从收集、整理和分析重要的研究史料入手，在研究中不断汇集各方面的资料，并结合实地考察，力求比较系统而全面地梳理这一时期浙江历史上比较重要的医药成就，完整地勾勒这一时期浙江医药卫生起源的全貌。同时，围绕影响较大的机构、人物、成就、活动等，开展一系列综合研究和案例研究。此外，还特别加强跨学科的研究，深入探讨医药与政治、经济、文化的互动机制，展示这一时期浙江医药的历程，使研究成果具有更多的解释功能和启发意义。

尽管自古迄北宋时期浙江医药研究还处于起源阶段，研究力度单薄，但回眸往事，一些医药卫生特征已在这一时期形成，并对浙江文明形成与早期发展产生重要影响。主要表现为：（1）历史悠久，且持续发展。以跨湖桥文化、河姆渡文化、良渚文化为代表的浙江史前文明，足以与中原地域的文明相媲美。由此至北宋时期，浙江的医药文化发展虽然也呈现出阶段性，但就整体而言，一直稳步向前，并为北宋以后浙江医药的腾飞奠定了基础。（2）这一时期浙江医药原创因素丰富灿烂。（3）浙江医药的东南沿海地域特色鲜明。（4）浙江医药的某些成就具有较强的全国影响。（5）与国外的医药交流较为频繁。自跨湖桥文化伊始，浙江文化就打上了海洋文化的印记。从古越文化到吴越国文明，在朝鲜半岛、日本列岛、东南亚地区都能找到浙江医药卫生技术传播的痕迹。尤其从唐朝开起，浙江人民在"海上丝绸之路"上表现出令人崇敬的壮举，谱写了传统文化交流的绚烂篇章。

从现有资料看，先秦时期浙江医药文献匮乏，而考古文物相对丰富。跨湖桥文化（距今8000～7000年，处于母系氏族社会阶段，代表性遗址跨湖桥、下孙遗址）、河姆渡文化（距今7000年，处于母系氏族社会阶段）、马家浜文化（距今7000～5800年，处于母系氏族社会阶段，代表性遗址吴家埠、张堰、荀山东麓、马家坟遗址、梅园里遗址、小古城和南湖遗址等）、崧泽文化（距今5700～5300年，处于母系氏族社会向父系氏族社会过渡阶段，代表性遗址石马兜遗址）、良渚文化（距今5300～4000年，处于已经隐现国家雏形，迈入古国或邦国行列阶段，代表性遗址反山、瑶山、汇观山、莫角山、文家山、塘山、姚家墩、卞家山遗址等）、老和山、水田畈遗址以及新近发现的上山遗址、小黄山遗址，已构筑起距今8000～4000年间浙江新石器时代的发展脉络。这些考古遗址、古墓葬和出土的文物为我们的研究提供了难得的实物资料，我们要以医药卫生专业眼光去审视其中的一些珍贵文物，拿来我用。这一时期浙江人民已从事了医疗卫生保健事业，河姆渡遗址发现了芡实等药物化石和有益保健的干栏式结构建筑遗迹，人们运用简易的医疗机械治病，使用食品卫生工具簸箕，挖掘水井，墓葬尸体，出现《桐君采药录》，越王勾践重视人口发展和人民的疾苦以及形成了一系列端午节的卫生习俗，道家、儒家思想对中医学发展的深远影响，这些都从不同侧面展示了先秦时期浙江医药起源的光辉历史。

尚说先秦以前浙江医药还仅局囿于"考古医药文化"，那么秦汉时期浙江医药的灿烂已初见端倪。这一时期浙江产生了杰出思想家王充及其著作《论衡》、专门论述养生之道的道教大师魏伯阳及其著作《周易参同契》以及蓟子训曾在会稽都亭桥（今绍兴一带）骑驴卖药等医药趣事。

三国魏晋南北朝时期浙江科技文化的发展一度可与北方发达地区相媲美，医药卫生的嬗递亦是如此。浙江籍医药学人才辈出，医药事业成绩斐然，民间医药卫生习俗初步形成。究其特征主要有三个方面：其一，491年肖子良在湖州府第北面建成了我国第一家私立慈善医院。浙江籍医药学家在正史中所占的比例居全国前列，出现了在全国极有影视的姚氏、徐氏等医学世家，开创了医学世家传授医术的先河，对后世影响深远。其二，重要的医药学著作多出自浙江籍或寓居浙江的医药学家手中，而且传统的医药学与文学、金石书画开始结缘，出现了嵇康、王羲之、谢灵运等一些文豪兼书画大师涉足中医药学，极大地丰富了浙江文化的内涵。其三，佛、道、释家为浙江的医药学发展做出了重大贡献，第一宗派的创始人智颢在浙江天台山创立的被认作中国的首家派系的天台宗和全国四大佛教胜地之一的普陀山（观音菩萨道场），借医弘佛。又如炼丹道家魏伯阳著《周易参同契》，药学家葛洪、陶弘景在浙江许多地方炼制丹药，寺院医药和炼丹术在浙江吐蕊结果，香飘大江南北。因此，我们可以肯定地说，这一时期浙江医药卫生的发展在全国居于举足轻重地位，对祖国医药卫生的迈进做出了重大贡献。

隋唐五代十国时期，唐朝浙江医官、医学生的设置，开启了设官建制管理浙江医药行业的先河。浙江出现了陈仕良、陈藏器等一些医药学家。浙江的中草药材十分丰富，产地较广，品种较多，吴越国朝贡北宋的香药品种繁多。在浙江出土的文物中有唐朝药店的黄釉研钵、瓷质唾壶、瓷质脉枕等医药卫生器皿。在杭嘉湖一带还有一些保健佳肴。这一时期，邻国的学问僧、医药学家来杭州学习中医药学，然后携宝回国推广的大有人在，杭州籍医药学家横渡海峡前往邻国传经送宝的比比皆是，海内外医药交流频繁。

北宋时期，浙江各州县设立了医学官制和惠民药局，掌管药物，为民治病。还出现了杭州第一所亦是当时中国为民服务的最大医院"安乐坊"。名医辈出，如裴宗元、沈括、朱肱、王执中等，他们在阐发中医药学术方面，真可谓千峦叠秀，百花争艳，宏富多彩。浙江人民饮食卫生光彩夺目，北宋城镇的一些石井，其修筑坚固，清澈透底，博得历朝任官和文人墨客的赞誉，从一个侧面反映了浙江人文素质蓬勃向上和乡风习俗较为文明的状况，在中国饮食卫生史上留下了美好的一笔。有关医药卫生方面的陶瓷琳琅满目、品种繁多、质地优雅、烧焙历史悠久，有关医药卫生的谚语生动形象，对外医药交流红火。

回眸自古迄北宋时期浙江医药的起源历程，使我们充分认识到本著作的写作意义和价值在于：（1）通过对自古迄北宋时期浙江医药史资料，尤其是对相关考古学材料的全面整理和挖掘，能使我们领悟自古迄北宋时期浙江医药起源的整体梗概并梳理出一路走来的轨迹。（2）目前有关浙江地区自古迄北宋时期医药卫生的研究较少，而且非常零散。通过本书的研究，可以比较系统而全面地描绘这一时期浙江医药卫生起源的全貌。通过对这一时期浙江医药史各个阶段的专题性研究，可填补中国科技史、浙江科技史、中国医学史、浙江医学史、浙江通史、浙江社会发展史等领域研究中的空白。（3）从政治、经济、文化、军事、习俗等各种视角对这一时期浙江医药卫生起源进行多角度的综合研究，将医药卫生的起源与发展置于当时社会历史发展的大背景下探究，可以彰显它与政治、经济、文化等多种外部因素的互动机制。通过研究这一时期浙江医药卫生风俗演变的历史共性与地域特色，势将有助于具体、生动地展示一个时代的特征和社会风貌，揭示浙江社会逐渐迈向现代化之路的轨迹。（4）针对这一时期一些医药卫生核心、重要问题进行重点研究，可以弥补现有研究的一些薄弱环节。从医药的视角，可以挖掘浙江中医药文化底蕴和原创精神。通过深入考察这一时期医药卫生起源的某些特点和浙江地域文化的联系，可以凸显浙江文化在中国传统文化中的重要地位，并揭示出浙江科技文化的一些特质，可为当今中医药创新与社会发展提供历史诠释，从而为推动当代浙江的科学传播工作和规划科技文化的发展提供理论支持和精神动力，为创建文化强省服务。

当然，中医是中国传统文化的有机组成部分。中医与中国传统文化从文化形态看，中医与中国传统文化的其他形态相为连通，共成一体。中国传统文化是悠久的、灿烂的。从文明的曙光在东方大地上升起至今，中国传统的哲学、天文、地理、历法、数学、化学以及诗歌、辞赋、绘画、雕塑、音乐等，与中医一起构建了中国传统文化的辉煌殿堂。从哲学角度看，中医在其理论构建之初，便借助了传统的阴阳观、五行观、元气论，这可以从《黄帝内经》中找到大量的证据。从技术角度看，中药的种植不能不依靠传统的农业和地理知识，中药的制剂常常需要借助炼丹术——传统化学的成果，中医的运气学说自然离不开天文、历法乃至数学的支持，这也可以从历代典籍中找到大量的证据，这是中医可以成为中华民族文化符号的原因之一。

从学术的表达方式看，中医借助了中国传统文学艺术的众多形式。现存中医古籍的文体有散文式，也有诗歌式和辞赋式。《三家医案合刻》中载录了清代薛生白的一则医案："骨小肉脆，定非松柏之姿；脉数经停，已现虚劳之候。先天既弱而水亏，壮火复识而金燥。岁气一周一损，岂容再损？秋风乍荐已伤，难免重伤。证具如前，药惟补北；非敢说梦，聊以解嘲。"这是典型的辞赋体。唐高宗时敕命修订本草，完成了人类历史上最早的具有药典性质的《新修本草》，这部书原本有彩绘药图，所谓"丹青绮焕，备庶物之形容"，可以想见其逼真与精美。这是中医与中国传统绘画的关联。宋代王惟一铸造针灸铜人，自然不能离开雕塑的技术。至于可供吟唱的汤头歌赋等，又与音乐关联。中医的语言表达，至今仍带有古代汉语的特征，文辞古雅，行文简练，讲究声律与修辞，具有东方文化特有的美感。尤其我今年主持校注了国家中医药管理局"中医药古籍保护与利用能力建设项目"中的 3 部中医药古籍《古今医诗》、《医宗宝镜》和《方氏脉症正宗》，体会深刻。所以，从文化形态角度看，中医吸收与承载了中国众多传统文化的内容。在"传统失落"的今天，这种吸收与承载更显珍贵。这是中医可以成为中华民族文化符号的原因之二。

中医虽然与中华传统文化的其他形式具有基本一致的精神内核，虽然在其发展过程中借助了其他的文化形式，但其本身却始终独立，强大而又系统。从医学角度看，中医具有唯一的价值，是一种不能被任何其他文化形态替代的医药学术，是一种与现代医学截然不同的知识体系。这种唯一的价值决定了它不仅曾经在历史上呈

8

现过精彩，也一定会在人类未来的天际中折射光芒。中医的生命观、疾病观和诊疗理念与方法，对未来的医学模式产生影响。再者，中国传统思想的重要内容，如阴阳观、五行观、元气论等，在中医园地里淋漓尽致地发挥，这些在现代人眼中已经变得陌生的传统思想，由于中医的运用而更加丰富、全面、深刻而系统。中医强调天人关系，提倡顺应自然，调和七情，葆精毓神，主张扶正祛邪，养生全德，仍在影响着中国人的处世方式乃至价值取向，即使今天，仍具有相当的渗透力和说服力。第三，中医的本草学、方剂学、针灸学、制剂学等专门学问，极大地丰富了中国传统文化，是中国传统文化中相对独立而具有特色的内容。所以，中医充实着中国的传统文化，延伸与光大着中国传统文化的精神。这是中医可以成为中华民族文化符号的原因之三。

除上述中医是中国传统文化的有机组成外，中医与哲学、儒学、道教、佛教休戚相关。

其一，哲学与中医药学的关系：中国古代哲学思想推动中医药学理论的成型，中医药学的显著特点和优势是它的整体医学模式，在其理论和实践中充分体现了人是一个统一的整体和天人合一的整体观。对疾病的认识和诊治充分注意到自然、心理和社会的诸多因素，强调矛盾的对立和统一，强调平衡与发展。中医药学理论的成型，是在中国古代哲学思想的影响下实现。

其二，儒学与中医药学的关系：历史上诸多有造诣的儒医在其医疗活动中，探索包括自然和社会在内的宇宙万物的求知态度和理性精神，说明儒家文化并非仅仅关注于人际关系，而轻视或桎梏自然科学的发展。在中国几千年封建社会中，以孔孟之道为代表的儒家思想成了中国古代思想文化的主流，而服务于整个社会的中医药文化，深深得益于儒家思想。儒家思想为中医药学的发展提供了思维依据，同时也奠定了伦理规范，医儒同道。

其三，道教与中医药学的关系：道教是中国人创造的一门宗教，具有丰厚的民族文化底蕴。宋金以后道教又分丹鼎清修的北派与符箓斋醮的南派，前者又称炼养派，可分为紫阳派的南宗与全真道的北宗，后者又称符箓科教派，下分龙虎、阁皂、茅山3宗。道教对中医药学影响巨大。

道教思想来源于老庄，尊老子为宗师，故《老子》、《庄子》被推崇为道教典籍，道教丛书自唐以来称为藏，《道藏》与中医药学关系密切。

《道藏》与中医药学关系：据初步统计《道藏》中有医书和内、外丹专著共150多种，涉及医药和养生著作达900多种，约70%的道教著作均与医学有关。

《老子》与中医药学的关系：老子创立了道家学说，成为一代宗师，其著作《老子》中的许多思想对《内经》影响巨大。《老子》主张的修身养性，清心守静至今仍深深影响中医药养生文化。

道教活动如道功、道法与中医药学的关系：道功的目的是养生延年，保全性命。道功主要有内丹、导引

（形体修炼）、服食、房中等几个方面，其中以前两者影响最大，在医学史上具有重要地位。内丹盛于金元时期，内丹是相对外丹而言，以自身的精、气、神三宝为内炼药物，经过一定的炼养步骤，使在体内形成能按一定经络循行状如鸡卵的有自我感觉的丹。形体修炼包括导引、按摩、屈伸等，导引又称动力，为有意念参与可配胎息的动作，通过动作练习达到健身的目的，没有意念约束。按摩则通过穴位经络手法达到祛病强身的目的，道家的形体修炼法深得人心，现代广为流传的太极拳、五禽戏、干梳头等为群众保健起到了不可估量的作用。食物修炼主要包括两个方面：一为外丹，二为辟谷食气。房中之术先秦已有记载，宋以前广为流传，宋以后渐流于荒淫，被人们不齿。道家房中术提倡节欲、养身等，旨在双方保健，很有养生价值。

道法有清虚无为、抱神以养、养命修性、炼养三宝、内守三一、存漱五芽、十三虚无、九守、坐忘等，属精神修炼范围，对养生起到较积极的作用，如道家强调的"养命修性、恬淡虚无"已成为中医药养生的一部分。

道家思想非常崇尚自然，提倡"返朴归真"、"清静无为"。在长期的实践中，道教汲取了春秋以前民间流传的宣导养生术的精华，创立了一套顺乎自然的气功养生法，达到祛病延年的目的。封建统治者追求长寿，偏崇道学，在当时造成严重的社会影响，不少中上层社会人士纷纷效仿，以致于玄学思潮风靡于世。道家的思想也深刻影响了中医药学的发展，在当时的社会，许多道士又是著名的医药学家、养生家，如葛洪、陶弘景都是医生兼道士的典型人物。由于道学追求长生不老，迎合了封建统治者的需要，因此道教盛行，炼"仙丹"以求长生不老之药，服金石以求长生不老之道的风气炽盛一时。

随着道家思想的发展和日益完善，许多著名医家接受了道家思想，并且同时也接受到佛、儒的熏陶。秦汉以降，随着西方佛学的传入，到隋唐而成佛、儒、道三教鼎立，互相渗透。而当时的术士（业医人），如汉代的张仲景、唐代的孙思邈等，博采众长，划时代地使中医药更向前发展一步。尤其是张仲景所著的《伤寒杂病论》为中医药第二大经典，是中医药临床学的奠基石，它将中医药基础理论与临床实践相结合，创立了理法方药辨证论治的原则，以及六经辨证纲领。

因此，中医药理论的形成和发展，受到了儒家和道家思想的影响。其中以老子为代表的道家对中医药学的影响最为深远，尤其是道家思想中的宇宙观、养生观和方法论，与中医药的关系更为密切，对中医药基础理论的发展起到了巨大的推动作用。

其四，佛教与中医药学的关系：佛教认为病苦是八苦之一，他们汲取古印度治病"四诀"，即善知病、知病源、知对治、知治方，来解释人间的病苦。佛教主张众生平等，相信生死轮回，行善者成善，行恶者成恶。这些反映到医德规范上，就是著名的孙思邈《千金要方·序例·大医精诚》所云："凡大医治病，必当安神定志，无欲无求，先发大慈恻隐之心，誓愿普救含灵之苦。若有疾厄来求救者，不得问其贵贱贫富、长幼妍蚩、怨亲善友、华夷愚智，普同一等，皆如至亲之想。"这种不分阶级、民族、年龄、亲疏、美丑，一律平等的思想显然比儒家别亲疏、重血缘的仁爱思想更符合医学的宗旨。

医生的品德不能单靠政府部门的考核，也不能只凭法律的裁定，必须有某种自我约束。儒家讲君子重义轻利、"慎独"，是靠社会舆论与医生自律来维系医德，而佛教把医德与生死轮回挂钩，地狱之苦对某些贪婪的医者有一定威慑作用。孙思邈说："于冥运道中，自感多福者耳。"喻嘉言《医门法律·自序》："经以无明为地狱种子，重重黑暗，无由脱度，岂不哀哉！"都是佛教思想的反映。许多僧侣精通医术，可称僧医。他们行医往往不收诊费，纯粹行善，这在物欲横流的尘世确是一缕清风。

信仰佛教的医生大致可分为两类，一类是僧侣而擅长医术，一类是医生而笃信佛教，可称佛医。佛教主张修身养性，这与中医药养生强调"精神内守"、"恬淡虚无"（其实是道家的主张）不谋而合。而印度瑜珈功的传入又对中国的内丹术的形成和发展产生了巨大影响。佛家的养生思想大致有两方面：一是强调清静养心；二是强调养德。

中医药学在数千年的实践中积累了丰富的临床经

验，中医药人才的培养长期以来虽沿用口传手授的教育方法，但是自从先秦中医药学理论体系成型后，即十分重视医理、医术、医德的规范行为。孔子"学而优则仕"的教育思想始终在中医药队伍中有着重要的影响。由于中医药学的理论和经验均有着深刻的文化内涵，缺乏文化素养、知识贫乏者难以为医，因而长期以来文化人从医成为传统，为医者颇善诗文，随后研习医理、著书立说，编纂校勘医药文献蔚然成风，历代均有名著、名医问世，医书浩如烟海。由于有较多的为医者知识水准较高，他们不仅善于总结自己的临床经验，而且致力研究，以通儒治经之法研究医学典籍，确立《内经》的医典地位；以张仲景为医圣，通过训解和阐述发挥，推进中医药学的发展。文人医家往往重视自我修养，善用"内省"、"慎独"进行自我道德修炼，成为医林表率。

传统文化对中医药学的贡献主要体现在以下几方面：（1）客观性：中医药学的研究对象建立在对人类生命与疾病发生、发展、防治的客观事实上，它的理论体系指导思想最彻底地体现着中国古代哲学的朴素唯物论与自发的辩证法，旗帜鲜明地反对鬼神巫术。《黄帝内经》称其："铭于鬼神者，不可与言至德。"表现了与唯心主义的不调和性。（2）理论性：中医药学有着极其丰富的经验，但从没停留在经验上，从《黄帝内经》、《伤寒论》到后世著述，有着完整的且连续性极强的独特理论体系，这是中医药学与其他民族的传统医药学最显著的区别。（3）系统性：中医药理论绝不是零碎的片断经验积累，而是一整套包括医学哲学、医学基本理论、诊断学、临床各学科治疗学、预防保健学、卫生学及独特的针灸按摩学等的完整理论知识系统。（4）真理性：中医药学受传统文化中思维方式及民族心态的深刻影响，从宏观整体上更完整地把握生命与疾病的本质，符合现代系统论观念，为现代医学模式所证明，并最集中地体现在中医药学的两大特点"整体观"与"辨证论治"上。中医药学的科学性使中医药不仅有强大的生命力，在科学技术飞速发展的今天仍能继续生存下去，而且受到从专家学者到普通百姓的青睐。（5）历史性：史前医文俱兴，早在有文字记载历史之前，便已经有医疗活动和文化活动，并以口头医学、口头文学的形式进行传播，这些可从伏羲氏画八卦、制九针与神农尝百草、轩辕氏易结绳等传说中窥其端倪。史后医文并茂，医学发展的要求促进了文字、文化的发展，反之亦促进了医学的蓬勃发展。如甲骨文中就有"疾"、"疥"、"疟"、"首风"等字，并对妇人病、小儿病已有认识。《周礼·天官》记载宫廷已设"医师、食医、疾医、疡医、兽医"等职。《诗经》载药用植物 50 多种，《山海经》载药 164 种，包括植物药 59 种、动物药 83 种、矿物药 4 种。如从文化学与中医药学发展的历史高峰来看，则更加鲜明。春秋战国时期由于农业发展，促进了社会经济、文化等方面的发展，出现了"诸子蜂起，百家争鸣"的繁荣局面。如孔子、孟子、墨子、老子、庄子、荀子、韩非子等儒、墨、道、法、兵、农、阴阳家等学派，互相渗透、互相影响，渗透到医学领域，促进了医学的发展，为祖国医学理论体系的确立奠定了基础，并出现了诸如《内经》《难经》等医学书籍。

中医药文化的未来：（1）广纳西医药文化的精华。西医药文化亦是人类文化的一大部分，西医药文化的形成与发展合着科学技术与人类文明进步的步伐。历史地看，其理论主要来自于系统的实验事实，具可证伪性。哲学上，擅于形式逻辑法，且形式逻辑与辩证逻辑并重并行。西医诊疗，原则上是注重结构、局部，表现为单义、明捷。总之，西医药文化在人类医学上有它的优势和特色，中医药文化越发展，越需以西医药文化为参照对象。（2）中医药学是祖国宝贵的历史文化遗产，又是当今仍在发挥着巨大医疗保健作用并日益受到世人瞩目的医学实践，是华夏民族传统文化赋予中医药学强大的生命力与博大精深的内涵。（3）医文共荣，为祖国传统文化宝库增光添彩，为世界文化宝库增添瑰宝。随着现代医学模式的转变，从单纯的生物学模式转变为社会的、心理的、生物的乃至环境的医学模式，这就与中医药文化学有殊途同归、异曲同工妙趣。不论是生理，还是病理，既有其物质基础，又有其精神因素，而精神因素中必具文化要素。所以，疾病的研究、临床、诊断、预防、治疗、康复都显示出"医须文、文能医"的特点。现代医学健康概念的转变，医疗体制的改变，促使医文共荣，前途无量。新的健康概念是使人处于心理、生理和社会的良好状态。这就不仅需要物质条件，还需

16

要精神的、文化的条件。随着物质水平和文化水平的不断提高，医疗体制从总体、群体，向家庭、个人、自我的医疗保健发展，人们迫切需要医疗保健知识，特别是中医药学医疗保健知识。因此，不仅需要医文并茂的教科书，如趣味的中医药学专著，还需要生动有趣、丰富多彩的中医药科普丛书，如养生、食疗、气功、按摩等。

中医药是中华文化的瑰宝，中华文化特有的思维方式决定了中医药的本质与面貌。因此，弘扬中医药文化，应在两个层面上施展拳脚。一方面，在专业领域，要提高中医药队伍的传统文化素养，深入中医药文化的学术研究；另一方面，在群众中要不断地进行中医药文化的科普宣传，扩大中医药文化的群众基础，提高人民群众对中医药的认识水平和接受程度，以有利于中医药更好地为人民服务。本书所要探赜索微的也就是中国传统文化与杭州历代医药活动水乳交融的历程，以期达到弘扬杭州医药文化的夙愿。

可以这样认为，中医植根于中国传统文化的土壤之中，蕴含着中国传统文化的精神内核，深烙着中华民族的精神印记，与中国传统文化的其他形态相为连通，共成一体，充实着中国传统文化的精神内核和实际内容。中医是中华民族原创的，土生的，独有的，是不可以被其他民族或国家复制或嫁接的，是中华民族的文化符号。

因此，撰写一部《自古迄北宋时期浙江医药史》著

17

作，对于传承中华文化意义重大。虽然全国各地新华书店已销售含有浙江医药起源与发展内容的志书和著作，诸如浙江省医药志编纂委员会的《浙江省医药志》，杭州医药商业志编纂委员会的《杭州医药商业志》，张承烈教授的《钱塘医派》，朱德明教授的《浙江医药史》、《杭州医药文化》、《南宋时期浙江医药的发展》、《元明清时期浙江医药的变迁》、《浙江医药曲折历程（1840～1949)》、《民国时期浙江医药史》等，但迄今为止还没有《自古迄北宋时期浙江医药史》专著付梓，实为憾事。我们捷足先登，抛砖引玉，撰成这本拙著，呈给读者。

该课题的研究成果有助于浙江省旅游局、文化局、文物管理局及杭州市园林管理局药膳一条街的医药文化古迹的整治开发，使浙江面向世界，并有着较大的旅游经济价值和文化强省的意义。

朱德明

2012 年 11 月 18 日

于杭州师范大学人文学院历史系

目　　录

第一章　先秦时期浙江医药学

浙江地处我国东南沿海，属亚热带湿润季风区，降雨丰沛，气温适中，生物繁茂。相传大禹治水的时候，全国分为九州，杭州属于古扬州。古扬州与今扬州不同，是泛指长江以南江水波扬的广大水乡。从大禹治水的夏代到春秋时期，杭州是越国的故地。战国时越国为楚国所灭，杭州又纳入楚国的版图，在秦以前浙江亦是诸国垂涎之地。浙江地区亦即古代瓯、越地区，在地质构造上属于新华夏系构造第二级隆起带，界于秦岭和南岭两个巨型东西向复杂构造带之间，是一块古老的大地。它地处东经118°～128°，北纬27°31′～31°31′之间，北接上海、江苏，南邻福建，西连江西、安徽，东临东海。全区陆地面积10.18万平方公里，其中山地丘陵面积7.17万平方公里，平原面积2.36万平方公里，内陆水域面积0.65万平方公里，全省大陆海岸线长1840公里。境内山脉自西向东有天目山、仙霞岭和洞宫山等3支，均由西南向东北延伸。境内自然河流有苕溪、钱塘江、甬江、灵江、瓯江、飞云江和鳌江等七大自然水系，人工开凿的河流主要有江南运河（浙江段）和杭甬运河。浙江原本也是一个湖泊众多的省份，主要分布在杭嘉湖平原和宁绍平原。沿海平原主要有杭嘉湖平原、宁绍平原、椒黄平原和温瑞平原等。浙江省有大、小盆地30多处，遍布全省各地。

中国是早期人类的发祥地之一，在距今250万年前，我们的祖先就已劳动、生息、繁衍在九州大地，创造了中华民族的古代文明。在漫长的远古时代，中国各族先民在东亚辽阔的土地上繁衍生息。由于医药卫生与生命存续紧密相关，出于生存需要和生理本能，便逐步出现了原始的医药卫生活动。中国各族先民从元谋人、北京人到山顶洞人、柳江人，其连续生成的文化遗产，闪烁着古代文明的曙光。随着生产力的不断提高，文明步伐随之加快，他们在长期生活、生产实践中不断积累防病治病经验，也不断进行理论的总结与发展，逐步形成了独具特色的中国医学。在世界各传统医药体系中，绵延数千年至今从未间断并仍葆有鲜活生命力者，中国医学无疑是佼佼者，并以其丰厚的文化遗产和巨大的历史贡献而获得了举世赞誉。

原始人面临恶劣的自然环境，防治疾病的条件极差，他们的平均寿命极低。人类学家对北京人的38个个体的年龄进行过认真研究，发现死于14岁以下的15人，30岁以下的3人，40～50岁的3人，50～60岁的只有1人，其余16人死亡年龄无法确定。对新石器时代人骨的研究表明，当时平均寿命也很低，活到中年的较前有所增加，进入老年的很少。按性别统计，在青年期，女性死亡率高于男性；在中年期，男性死亡率高于女性；进入老年期，死亡率又以女性为高。青年期女性死亡率高，当与难产或产后感染有关；中年期男性死亡率高，则与繁重的体力劳动、氏族间的械斗有一定联系。山东胶县三里河第 2107 号墓一约 12 岁的少年颅骨上，有四处砍伤，由创口形状判断，是受石斧一类宽刃器的伤害而致命。原始人的生命和健康，受到严酷的自然环境的威胁，疾病丛生，寿命很短，他们迫切要求医药卫生的保护，是促使医学发生的基本条件。

2002 年 10 月，考古工作者在安吉溪龙乡政府所在地以西 500 米上马砍遗址发掘，出土石制品 30 多件，采集得石制品标本 141 件。根据底层并结合与邻近地区旧石器地点剖面比对，初步推测属旧石器时代中期或晚期，距今 45.5 万年或 80 万年以前。这说明从那时以后安吉长兴一带已有原始人类的活动踪迹。我们的祖先经过长期的劳动、生息、繁衍，创造了旧石器文化和新石器文化，揭开了浙江历史的序幕。

距今 10 万年前，建德已有"建德人"栖息、劳动。距今 2 万~1 万年前，桐庐印诸镇延村一带，已有原始人在栖息、劳动。随后，新石器时期和奴隶社会时期的文化遗址星罗棋布全省各地，从北部的杭嘉湖平原到南部的瓯江水域，从西部的浙西山地到跨越东海的舟山群岛。从现已发现的 100 多处遗址中的文物来看，浙江先后出现了萧山跨湖桥文化（距今 8000～7000 年，处于母系氏族社会阶段，代表性遗址跨湖桥、下孙遗址）、河姆渡文化（距今 7000 年，处于母系氏族社会阶段）、马家浜文化（距今 7000～5800 年，处于母系氏族社会阶段，代表性遗址吴家埠、张堰、荀山东麓、马家坟遗址、梅园里遗址、小古城和南湖遗址等）、崧泽文化（距今 5700～5300 年，处于母系氏族社会向父系氏族社会过渡阶段，代表性遗址石马兜遗址）、良渚文化（距今 5300～4000 年，已经隐现国家雏形，迈入古国或邦国行列，代表性遗址反山、瑶山、汇观山、莫角山、文家山、塘山、姚家墩、卞家山遗址等）、老和山、水田畈遗址以及新近发现的上山遗址、小黄山遗址，已构筑起距今 8000～4000 年间浙江新石器时代的发展脉络，堪称灿烂的古代文化代表。从这些文化遗址迄至战国时期浙江社会的发展来看，已留下了医药卫生方面的痕迹。母系氏族繁荣时期浙江人民的饮食文化已很发达，这大大有助于人们的发育生长和身心健康。浙江原始先民的饮食文化，可追溯到 8000 年前萧山跨湖桥遗址文化、7000 年余姚河姆渡文化和 4000～5000 年前新石器时代的良渚文化等。如从萧山跨湖桥文化遗址出土的草药罐、骨针及余姚河姆渡遗址发现的芡实等药物化石和有益保健的干栏式结构建筑遗迹算起，至今已有 8000 多年历史。即使从黄帝时期药学家桐君采药活动及其《桐君采药录》计算，至少也有 5000 年历史。研究原始人类的疾病，是一个困难问题。虽然人类学、考古学的发掘与研究积累了丰富的化石资料，但也只有骨和牙齿等化石存在，要讨论其脏腑疾病是十分困难的。不过骨、齿化石的发掘与研究，为考察和分析原始人的齿病、创伤、关节疾病，提供了珍贵的实物资料，并可据此推断某些相关的生理、病理问题。对综合研讨原始人的食物结构及其它相关问题，也会有所启示。但碍于有关先秦时期浙江的中医药文献匮乏、文物稀少，我们就多年收集到的点滴资料，按序展现这一时期医药卫生发展的梗概。

第一节　原始社会时期浙江医药学

一、河姆渡医药文物

（一）总述

河姆渡文化是中国长江流域下游地区古老而多姿的新石器文化，1973 年夏天，当地群众在兴修水利时发现了这一总面积约为 4 万平方米、文化堆积层厚度达 4 米，叠压着 4 个文化层的遗址。根据地质 4 测定，遗址第四文化层的年代距今约 7000 年。河姆渡遗址是我国新石器时期的一处原始村落遗址，位于杭州湾四明山北麓的姚江之滨，余姚市河姆渡镇。

河姆渡文化的社会经济是以稻作农业为主，兼营畜牧、采集和渔猎。河姆渡文化在农业上以种植水稻为主，在其遗址第四层较大范围内，普遍发现有稻谷、谷壳、稻杆、稻叶等遗存。这些稻谷主要发现于第四文化堆积层。据折算，在第一期发掘的 400 多平方米的遗址内，有总重约达 120 吨的稻谷堆积层，有的稻谷和谷壳、稻秆、稻叶交叉混杂叠压，一般厚度达 20 厘米～50 厘米。刚出土时的稻谷色泽金黄，这在同时代的考古历史上是极为罕见的。它比当时被认为是世界最古老的稻谷——泰国的奴奴克塔遗址出土的稻谷还要早数百年，比亚洲原生稻——印度卢塔尔稻谷还要早 3000 年。在这里发掘的还有稻作的主要耕作工具——170 多件骨耜。耜的发明和应用，使河姆渡先民们有了从懂得栽培稻谷到大规模生产稻谷的这一质的飞跃，为河姆渡农业发展注入了新的活力。稻文化是长江流域文明的重要特征，也是中华民族古文化的重要组成部分。因此，河姆渡稻作在我国农业发展史上具有十分重要的意义，对当地人民的身心健康意义重大。

文物是文明的见证，是物化的历史。文物的上限可上溯到史前人类的漫长岁月，据 1983 年颁布的《中华人民共和国文物保护法》其下限延伸到当代。医药卫生文物则指那些具有医药卫生学意义和功能的文物。由于中国医学源远流长、博大精深，故其文物、文献数量之多，价值之高，世所罕见，无愧为"伟大宝库"称誉。文物是人类优秀文化的珍贵财富，历来受到社会的重视和保护。文物的陈列方式，应在先期拟定适当的文物分类的基础上，再紧密结合展厅面积、结构及馆藏文物资源等条件决定。从不同的角度，中国医药卫生文物有着多种的分类方法。如从时间的角度，可按时代（朝代）将文物归类。按器物质地，可将文物分为玉石、陶瓷、金属、竹木、织品、纸质、标本、壁面石刻、遗址等类。按器物功用，可将文物分为文献典籍、医政文物（如印记）、医疗文物（如行医诊断用具、治疗器具）、药学文物（如出土药物标本、药材加工器具、炮制制药器具、盛药器、量药器、煎药服药用具、药铺物价）、针灸文物（如与针灸起源有关的早期文物、针具、经脉人体模型与明堂图）、养生文物（如行气导引文物、炼丹服食文物、饮食卫生用具、个人卫生用具、室内卫生用具、环境卫生构件）等类。从医学类型的角度，可分为汉族医学文物、少数民族医学文物以及西方医学文物等类。

（二）河姆渡文化时期的艺术文明与建筑风格

河姆渡的先民们在艺术上也同样创造了辉煌的成

就。他们就地取材，以象牙、骨、玉、陶、木为原料，经过琢磨、刻划、捏塑、绘画等艺术加工，给我们留下了很多古朴的艺术品。河姆渡文化的骨器制作比较先进，有耜、鱼镖、镞、哨、匕、锥、锯形器等器物，精心磨制而成，一些有柄骨匕、骨笄上雕刻花纹或双头连体鸟纹图案，就像是精美绝伦的实用工艺品。生活用器，以陶器为主，并有少量木器。

在河姆渡人的生活时代，编织和纺织业已初具规模。在遗址第三和第四文化层中，都普遍发现苇席残片，其中最大的有1平方米以上。纺织工艺往往采用斜纹编织法，技艺不亚于当今。在编织技术日臻完善的基础上，纺织业开始出现。在出土的文物中屡见有编织纹装饰图案，出土的纺织工具实物种类较多，主要分为纺纱、织布和缝纫工具。纺纱工具主要是土陶、石质和木质纺轮。织布工具多为硬木制成，少数为鹿角磨制，有定经杆、综杆、绞纱棒、分经木、骨梭形器、扒刀、布轴及齿状器等，它们均为原始织机上的部件。缝纫工具主要是骨针和一些细小的骨锥。骨针精巧细小，后端有小针眼，这反映了当时纺织业的发达。虽然在遗址中没有直接发现纺织品，但河姆渡人使用的织机是水平式的，有宽幅和窄幅区别，纺织技术已达到一定水准。河姆渡人已穿上野生葛为原料的布类。有关专家还认为河姆渡人冬天已穿上动物皮毛衣服御寒护身。在稍后的良渚文化遗址中也发现了草编织物和丝麻织品。

南方多雨潮湿，先民采用了诸多除湿防潮的办法，"干栏式"的采用就是最著名的一项。在木（竹）柱底架上建筑的高出地面的房屋，后世称作"干栏"。这种架空居住面、长脊短檐式屋顶的木结构建筑，既通风，又可避潮湿、水患，又能防蛇虫猛兽之患，适于气候炎热和地势低下潮湿的地带居住。从考古发现看，新石器时代的河姆渡文化、马家浜文化和良渚文化的许多遗址都有埋在地下的木桩以及底架上的横梁和木板，表明当时已有干栏式建筑。

河姆渡文化时期人们的居住地已形成大小各异的村落，在村落遗址中有许多房屋建筑基址。但由于该地是属于河岸沼泽区，所以房屋的建筑形式和结构与中原地区和长江中游地区发现的史前房屋有着明显的不同。在河姆渡遗址发现了距今约 7000 年的干栏式木结构建筑遗址，这大致可分为 3 个发展阶段。第一阶段是栽桩架板的干栏式建筑，第二阶段是栽柱打桩式的地面建筑，第三阶段也是栽柱式地面建筑，先挖好柱洞，而后放进红烧土块、黏土和碎陶片等，层层填实加固，使其形成坚固的柱础，在上面树立木柱。建筑的底部空间可以防止水浸和畜养牲畜，可使上层居室干燥、透气、明亮，尤其可以缓冲春夏之际的暴雨洪水侵袭，避免瘴疠恶气熏蒸和毒物的滋扰，大大有益于人们的医疗卫生保健。

这种干栏式房屋虽小，却是人类居住条件的一大变革。这些遗迹充分表现了河姆渡人在征服自然、改造自然的生产活动中显示的聪明和开拓创造精神。

河姆渡建筑内还发现苇席，可能是当时用作椽木上承托茅茨屋面的席箔。不过，有的篾条修削工整，编织较考究，应是作为席铺之用。而有些苇席还可能用于分隔房间，分房而居比共居或与家用杂物并居更合乎卫生，而且以席铺地睡眠大大有益身心健康。

（三）河姆渡文化时期的医药

关于我国药物，特别是植物药的最早发现和使用，在古代无不归功于神农氏的贡献。研究者普遍的观点是我国历史上的神农氏不是专指某一个人，而是指整个以炎帝为首领的氏族部落。

1. 植物药的使用

我国原始社会最早从生活、生产实践中发现和使用植物药，是来自这个群体无数次漫长认识过程的实践经验积累。河姆渡人在长期生活中发现患了某种疾病，偶尔食用某种植物，病情得以缓解乃至痊愈，对植物药的认识越来越深。河姆渡遗址里发掘出大量的动植物药材。如壳斗科的赤皮椆、栎、苦槠，桑科的天仙果，樟科的细叶香桂、牛筋树、山鸡椒、江浙钓樟，虎尔草科的溲疏比较种、金粟兰、夜合花、紫南、旱莲木、蓼薏、苔、假灵芝、橡子、菱、南酸枣、芡实、山桃、青冈、钩栲、芦苇、带瓠皮的小葫芦等，这些植物大都属亚热带常绿落叶阔叶林植被的组成部分，其中大部分是药用植物，可用来防治疾病和驱虫洁室。古代佩带或焚烧香药旨在预防传染病。《山海经》载有熏草等7种药物，"佩之，可以已厉（疠）"。遗址中之所以有这些植物叶片和果实，是与河姆渡人对它们药用性的认识和有目的的采集有关，尤其是葫芦的大量出土就是佐证。这种植物在《本草纲目》中就被奉为疗效诸多的药物。例如瓠膜可治水肿，苦瓠子可治小便不通、蛀牙、口臭等，这些药用功能可能已被河姆渡人领悟，葫芦被认作中国药物标志可能与此有关。

2. 动物药的使用

河姆渡人食用的动物肉类中部分就蕴藏着药用性。遗址中出土的动物遗骨高达61种之多。当时捕获最多的是水生动物，遗址中鱼类、龟鳖类、蚌类遗骨枚不胜数。猎获的大动物或饲养的家畜宰杀后，可能直接在村落地面上架木烧烤熟食，有些小动物则用釜烧煮食用，熟食大大加强了人体营养和大脑发育，有益于健康。在食用动物时人们已认识到某些动物的脂肪、血液、肝胆、骨骼和壳甲等有一定的治病作用，从而积累起动物药的知识。尤其是还出土了不少猴的头骨标本。古动物学家依其破损的状况认为当时已有吸食猴脑的习俗。三国时期东吴的沈莹在他的《临海水土异物志》中有"安家之民"吃猴头羹的记载。李时珍在《本草纲目》中说，南方人以猴头为鲜食，猴肉有药效，野生猴比家猴的药效更好。浙江民间还传说猴脑既鲜而又补益体质，河姆渡人喜食猴脑，可能已认识到这种动物药材的价值。

动物药的发现和人类的狩猎和畜牧活动有着密切的联系。狩猎活动在原始人类的生活中占着极为重要的地位，在未发明用火之前，人类只能生啖其肉，渴饮其血；随着用火特别是人工取火的发明，使很多动物肉类成为人们的重要食品来源，使人们更多地接触到了动物的肉、脂肪、内脏、骨骼及骨髓等，从而促进了人类对各种动物对人体营养以及毒副作用的认识，并进一步为认识其药用功效而有了不断的经验积累。随着社会发展，狩猎逐渐进步到驯养和畜牧业的产生，又使人们对动物药物认识的领域更为广泛和深入。与此同时，也不断加深人们对动物解剖知识的积累。1973年和1977年两次在余姚河姆渡新石器时代遗址中出土的动植物有穿山甲、芡实、橡子、菱角、桃子、酸枣、薏仁米和菌米与藻类植物等，均为后来见于著录和至今常用的中药。

3. 矿物药的产生

矿物药的产生也离不开人类的生产实践。原始人制造石制生产工具、生活器物和武器的过程中，为了选择坚硬耐磨牢固利刃等，必然对矿物进行过比较认识和经验总结。山顶洞文化遗址发现有赤铁矿粉，新石器时代的制陶颜料中也含有多种矿物质，人类在采集石料的过程中会碰到各种矿物质。这些接触、辨认和使用经验总结，只是在眼视、手摸、打制试验阶段，接触还不多，因此，对其可能的药效较之对植物药、动物药的认识当晚许多世纪。按药物认识同生活生产关系推测，真正的矿物药的出现约是随着金属冶炼时代而来的。在河姆渡遗址中是否有矿物药的存在现还无实物佐证。

4. 外科工具的制造

浙江中医外科起源于新石器时代，余姚河姆渡新石器时代遗址中发现的骨器说明，早在六七千年前，生活在那里的人们就掌握了简单外科工具的制造技术，并学会用它们穿刺引流，治疗简单的外科疾病。骨器分三种：骨锥（其尖打磨极精细，可作砭刺用），骨簇（分挺、锋两个部分，锋甚易刺入皮肉），管状针（其中一些无眼孔者，显然不是用来缝制兽皮衣服，而是用作刺砭）。这与史料记载我国早在新石器时代至奴隶社会时期即已发明"砭针"等外科医疗工具的论述一致。针为古代医疗上很常用的工具，其用途大约有针刺、放刺、放脓、放血、放水、挑刺等。1973年和1977年两次在河姆渡遗址发掘出土了骨针、骨锥、石刀等，据分析可能用作治疗疾病的器具。骨锥中有一种体圆而锥尖的，它可用作刺砭。另一种呈现凹形带沟的，它有利于穿刺引流。骨簇中的柳叶形簇和管状针中有一种无眼的针，都可能有同种用途。生命与疾病不可分离，原始的医疗卫生保健开始萌发。《史记·补三皇本纪》载曰："神农氏以赭鞭鞭草木，始尝百草，始有医药。"此外，原始人还创造了许多外治法，如按摩、止血、热熨、灸治、针刺及至外科手术。中华民族的祖先正是在长期与自然和疾病的斗争过程中开始了医疗卫生保健活动，并积累了原始的经验，构成我国医药历史的起源阶段，这是原始人类智慧的结晶，也为以后的医药发展奠定了基础。

（四）河姆渡人的饮食卫生

在河姆渡遗址，还出土了可供食用的小葫芦，盛水用的瓠壳和葫芦种子，说明葫芦作为栽培植物，至少在7000年前已经在长江中下游一带出现，并且已经成为当时人们的生活用品。从河姆渡遗址和良渚文化遗址中出土的木制漆碗、陶制炊具釜、贮器罐、饮食器盘和钵琳琅满目，饮食卫生摆脱了最原始的形态，有了质的飞跃。

中国人日常食用的水源大概分为河水、井水两类。水源与传染病关系密切，许多传染病来自不洁的水源。井既是居民所赖以为生的场所，则保持其清洁是极端重要的事。井水不但要清冽，而且要保持清洁，则必须订立共同遵守的公约。南方地势卑下，河流纵横，随处可汲饮水，这是南方传染病比较多的原因之一。自古以来，南方村落仍以凿井饮水为多，尤其东南地区的民众有以沸水为饮料的好习惯。宋朝庄绰曰："纵细民在道路，亦必饮煎水。"

饮食卫生则从水井的发明开始。水井的出现，是先民讲究饮水卫生的证明，是人类饮食史上的进步。浙江的河姆渡、崧泽良渚等江南文化遗址中出土了许多水井。从河姆渡发掘区的第三文化层东部 T34～37 四探方中部，发现一个木构水井。它由 200 多根桩木、长圆木等组成，分内外两部分。外围是一圈近圆形的栅栏桩，直径约 6 米，面积约 28 平方米。里面是一个方形竖井，边长约 2 米，面积约 4 平方米，井底距当时地表约 1.35 米，井底淤土中出土有陶器和生产工具。从外围的一圈栅栏、呈辐射状的小长圆木以及苇席残片等出土情况判断，水井上应盖有简单的井亭。这口木构水井是我国迄今发现的最早水井遗址，充分反映了河姆渡人具有洁水意识和文明的饮水卫生习俗。因此，先秦时期浙江人民饮食药用动植物和井水，对于当地人类社会的进化作用很大。

（五）其他

大约到了距今 4000～5000 年前的新石器时代，今杭州城的西北一带已有原始人类活动，从考古发掘得知，从今西湖北首的老和山麓，经过古荡、勾庄、水田畈，向西北延伸到余杭之良渚、瓶窑、安溪等处，都发现有原始人类生活的遗址与遗物，考古学上通称"良渚文化"。良渚文化的生态环境为血吸虫的传播提供了条件。当时的水域面积比今天要广阔得多，地形卑下，气候暖湿，从而使各种病菌滋生繁衍，这与黄河流域干冷的气候、平坦的高原环境大相径庭。这里的先民们从事种植水稻兼营渔猎采集的生活，不可避免地要到有钉螺的地方作业，因而他们受血吸虫的危害不足为奇。良渚及七贤桥一带的东晋古窑址出土文物中有青瓷三足圆砚及唾盂，后者为收生用具。良渚瑶山出土的玉纺轮，湖州钱山漾遗址出土的绢片、陶纺轮、丝带、丝线、棕刷，嘉兴马家浜遗址出土的骨针，同样精彩！

二、桐君山医药遗迹

桐君山中药文化是以桐庐县为主，扩展至全国的传统医药文化。它包括中药鼻祖桐君的传说，桐庐民间悠久的中药采集、种植传统，中药古法炮制方法，药祖桐君名医馆"悬壶济世，求真济人"医药文化及"华夏中药节"等民间桐君祭祀活动。

（一）文献及传说

据陶弘景《本草序》和李时珍《本草纲目》等记

载，桐君黄帝时人。据北宋《政和新修经史证类备用本草》记载，桐君曾任黄帝医师，为黄帝精选过健康饮食。黄帝命桐君与巫彭采药求道，止于桐庐县东山（即现在的桐君山）侧隈桐树下居住，旁人问其姓名，指树下茅庐答应，时人呼其为桐君，此山与县应而得名。桐君炼丹修炉，采集百草，其识草木金石性味，定三品药物，以为君、臣、佐、使，著有《桐君采药录》，内容有草一品、木一品、果菜一品、米食一品，有名未用者三品。后被《隋书》和《旧唐书》列为典籍。苏轼、陆游、徐舫等都写有《桐君山诗》，在桐君山的磨崖石刻上还留有 1279 年俞颐轩的五绝一首："潇洒桐庐郡，江山景物妍，问君君不语，指木是何年。"还有明朝孙纲写的七绝一首："以桐为姓为庐名，世世相传是隐君，夺得一江风月处，至今不许别人分。"以及明朝徐舫诗云："古昔有桐君，结庐憩桐木。问姓即指桐，采药秘仙逯。黄唐盛礼乐，曷云遁空谷。接迹许由俦，旷志狎麋鹿。槲叶为制衣，松苓聊自服。山中谅不死，时有飞来鹄。予欲访仙踪，云深不可躅。"今山上有桐君祠、碑、塔、牌坊等名胜古迹，游人如织。

北宋元丰年间（公元 1078～1085 年），桐庐县令许由仪在山上建了桐君祠，佐证药祖桐君历史悠久。在桐君像左右两侧塑有历朝的华夏中医药大师，依次是战国时创"望、闻、问、切"四诊法的扁鹊，东汉"医圣"

张仲景及"外科鼻祖"华佗。晋代修道炼丹的葛洪，唐代的"药王"孙思邈，宋代针灸学家王惟一，明代卓越的医药学家李时珍及清代杰出解剖学家王清任等，堪称华夏中医药学老祖宗济济一堂。今桐君山有桐君塔。这些反映了华夏医药发展的悠久历史和桐君山在中医药文化中的重要地位。桐庐桐君山被誉为"药祖圣地"！

（二）种、采药方面

桐庐药业源远流长，明朝嘉靖年间，京师三皇庙定为先师庙，西庑祀桐君等 14 人，面向东方，这说明当时桐庐一带盛产药材。清康熙二十二年（公元 1683年）、光绪二年（公元 1876 年）的《桐庐县志》分别载有地方药材 50 个、67 个品种。1929 年杭州西湖博览会上，桐庐选送的茯苓、木瓜、五倍子、玉竹获中药材一等奖。

明洪武十七年（公元 1384 年），现桐君堂医药药材有限公司的前身"惠民药局"创立，清代、民国时期历称桐庐药材会馆、寿全药店等。

三、天目山医药文化

天目山中医药文化源远流长。天目山属亚热带季风性湿润型气候，季风强盛，四季分明，气候温和，雨量充沛，光照适宜。再加上天目山地貌独特，地形复杂，具有复杂多变的森林生态气候。天目山独特的自然环境造就了其丰富的植被资源，有"天然植物园"、"大树王国"之称。《水经注》载："天目山山极高峻，崖岭竦叠，西临厚涧。山上有霜木，皆数百年树，谓之翔凤林。"

据史料记载，早在4000年前商殷时期，彭祖隐居天目山，用中药食膳，享年800岁（当时131岁），创造了彭祖养生文化。彭祖是距今4000多年前，商殷时代的大夫，姓篯，名铿，帝王颛顼的孙子，陆终氏第二个儿子。彭祖从彭城（今徐州）辞官，千里迢迢来到风景优美、物产丰富的天目山下，在古地名称八岗十六湾的地方（简称青山百岗岭）隐居养生。传说他娶了49位妻，生了54个子女，享年800岁，仙逝后归葬百岗岭。后人为纪念他，改八岗岭为八百里，意为八百岁老人故里，现为锦城街道潘山村。八岗岭不仅山青水秀，而且植物呈多样性。文化积淀很深，区域内彭祖神话般的传说，路人皆知。更有彭祖墓、祠、石马塘、红梅寺等100多余处遗址。潘山村是彭祖养生文化的发祥地。

彭祖的养生之道一是善于气功导引，运行真气；二是服食桂花、灵芝。经过后人发扬光大，形成了彭祖养生文化，其有四大术、五大纲。四大术为养生术、烹调术、房中术、堪舆术。五大纲为养生不同于营养；健康不等于长寿；运动和长寿并无多大关系；影响健康的四要素：合理膳食、平衡营养，调理，导气（重在呼吸、调理四气），房中术；人可活 170 岁。

第二节　奴隶社会时期浙江医药学

一、医学各科雏形

医学发展的要求促进了文字、文化的发明和发展，反之亦促进了医学的蓬勃发展。如甲骨文中就有"疾、疥、疟、首风"等字，并对妇人病、小儿病已有认识。《周礼·天官》记载宫廷已设"医师、食医、疾医、疡医、兽医"等职。周代宫廷，把医生分为食医、疾医、疡医和兽医，这是医学进步的一个标志，它有利于医生各专一科，深入研究。《周礼》宫廷医学的分科，是我国最早的医学分科记载，开后世医学进一步分科先河。

（一）内科的形成

作为临床最常见、最多见的是内科病，即《周礼·天官》载疾医的治疗内容。内科病的记载，可以上溯到殷时期，在甲骨文的卜的辞中有疾首、疾身、疾足、疾腹等，也有对个别证候及疾病的描述，如蛊病。蛊在甲骨文中象虫在皿中。《说文解字》载："蛊，腹中虫也"，说明人们已认识到腹中有虫的疾病。春秋战国时期，在中医学理论体系初步形成过程中，人们对疾病的认识也更广泛，更提高。特别是《五十二病方》和《内经》对内科疾病的命名、分类和病因机的阐述以及治疗法则的提出，提高了对内科病的理论认识和临证治疗水平，并对内科学的形成和发展产生了深远的影响。

（二）外科的形成

在中国医学史上，人们同化脓性感染、外伤等不断地斗争，从而积累的外科治疗经验，应该说是更早的。例如：砭石，是已知的最早的医疗工具，当是新石器的产物，或更早些。外科医疗技术发展到春秋战国时期，社会上已有了外科专门人才和专门外科机构的设立，据《周礼·天官冢宰》所载，周代已设有疡医。春秋战国时期，对化脓性感染的病因，疾病鉴别、症状诊断以及某些治疗原则和技术、手术方法等，已作出比较正确的阐释。

（三）骨伤科的形成

随着《黄帝内经》的产生，骨伤科的基本理论也形成了。同时，治疗学的基础也初步形成。战国时代对创伤骨病的治疗有了理论性的总结，外科技术和各种治法、药物疗法的经验也有较大的发展，中国骨科治疗学的基础初步形成。在具体的方法上，《内经》提出了一系列的治疗法则。具体的方法有按摩（摩之）、洗浴

（浴之）、外敷包扎（薄之）、追蚀（劫之）、切开排脓（开之）和发汗（发之）等。《内经》审因诊治的另一个观点，则体现在其对合并症的治疗措施上，对于病情复杂的病证，《内经》还提出了反治法。

（四）妇产科的形成

早在商周时期，人们已开始注意生育，积累了一些有关产科的知识。中医妇产科学，正是在此基础上产生和发展起来的。甲骨卜辞中已有若干关于占卜妇女生育的记录。以后人们知识进步，渐渐知道早婚早育或近亲通婚，不利于生育。到了春秋战国时期，妇产科的知识已相当丰富，出现了妇科医生。《黄帝内经》对妇女的解剖生理和妇科疾病的病因、病理、诊断、治疗均已论及，对中医基本理论的形成具有重要的贡献，奠定了中医妇科学的理论基础。

（五）小儿科的形成

早在殷商甲骨文中，就有小儿疾病的卜辞。《史记·扁鹊仓公列传》曾载扁鹊"入咸阳，闻秦人爱小儿，即为小儿医。"这是文献记录最早的专门诊治小儿疾病的医生——"小儿医"。《五十二病方》是现存最早记有儿科内容的医书。

（六）五官科的形成

春秋战国时期，以《黄帝内经》为主的医籍对口腔的生理解剖、病理以及病征有所论述，并对某些疾病采用针灸疗法。战国时期大量的五官病防治经验，为该学科的逐渐形成奠定了基础。例如《山海经》已记载防治耳聋、防止视力减退等耳、目疾病的药物及技术，《黄帝内经》对五官病的记载还有龋齿、口疮、咽喉病、齿痛、舌本烂、重舌、舌纵、唇胗、眼疾、耳聋、耳鸣、鼻病等。

（七）法医学的形成

中国古代萌芽状态的法医学，大约从实行《法经》与《秦律》以后开始出现。近年在睡虎地秦墓竹简中发现的《秦律》其中确有不少与法医学有关的内容，特别是同时出土的《封诊式》明确记载了许多有关法医学检验和刑事侦查的案例。这一切都充分说明战国时期是我国法医与刑事技术的萌芽时期。

（八）药物学的发展

《诗经》载药用植物 50 多种，《山海经》载药 164 种，其中植物药 59 种，动物药 83 种，矿物药 4 种。如从文化学与中医学发展的历史高峰来看，则更加鲜明。春秋战国时期由于农业发展，促进了社会经济、文化等方面的发展，出现了"诸子蜂起，百家争鸣"的繁荣局面。如孔子、孟子、墨子、老子、庄子、荀子、韩非子等儒、墨、道、法、兵、农、阴阳家等学派，互相渗透、互相影响，渗透到医学领域，促进了医学的发展，为祖国医学理论体系的确立奠定了基础，并出现了诸如《内经》《难经》等医学书籍。相传黄帝派药学家桐君和巫彭采药求道，结庐于浙江桐庐县东山隈桐树下，其桐枝荫蔽数亩，远看如同庐舍，有人问他姓名，他指桐树，人们便称他为桐君。他识草木金石性味，能定三品药物。《本草经集注》、《吴普本草》、《汉书艺文志拾补》、陶弘景《本草序》、李时珍《本草纲目》等均有收载桐君及其著作《桐君采药录》（又作《桐君药录》）3卷（或作2卷）。从其条文，可知该书的确是一部药用植物专著，它介绍了植物的根、茎、叶、花、果的形态颜色，花期果期，并注意到某些植物叶有刺、根有汁、花从叶出等特点，说明观察入微。一般认为此书系汉人伪托桐君之作。后被《隋书》《旧唐书》列为典籍，《浙江通志》也有记载。他的"君臣佐使相须"药理观影响波及今日。苏轼、陆游、徐舫等都写有《桐君山诗》后人则更追慕其为中药鼻祖。北宋元丰年间还建有桐群祠，桐庐桐君山被誉为药祖圣地。明朝嘉靖年间，京师三皇庙定为先师庙，西庑祀桐君等14人，面向东方。这说明当时桐庐一带盛产药材。

二、越国医政

先秦时期，浙江与全国其他省份一样，无完整意义上的医政机构，医药管理尚受民间习俗的制约，随意性很大，但诞生于春秋时期浙江境内的越国却出台了该省有史可考的第一份医政敕令。中国历朝帝王对传统医药学的好恶不一，可是浙江第一位国君却十分重视民间疾苦。约在公元前6～7世纪，于越人在钱塘江东南岸建立了浙江省第一个国家——越国。周敬王三十年（公元前490年），勾践从吴国获释归国以后，实行"十年生聚、十年教训"的社会改革，提出了一系列的人口政策，包括婚姻、生育、救助、教育、迁徙（引进人才）等各方面；他的重臣范蠡提出"人最为贵"，文钟提出"爱民"的人口思想。越王勾践在吴国受辱返国后的10多年（约公元前494～前484年）中，鼓励人们生育。规定女子17岁不嫁，男子20岁不娶，父母罹罪受罚。反之，生育一个儿子，公家奖给酒一壶，犬一头；生育一个女儿，奖酒二壶，猪一头；生育子女三人者，公家替他们雇请乳母，照料孩子。同时，勾践奉行"疾者吾问之，死者吾葬之；老其老，慈其幼，长其孤，问其病"的医疗慈善政策，并亲自躬身医事。在袁康撰著的《越绝书》卷9"外传计倪"中记载勾践"使群臣身问疾病，躬视死丧，不厄穷僻，"反映了战国时期浙江医药事业较为昌盛的状况，为这一地区政府关心民瘼开了个好头，勾践奖励生育的政策对南北朝影响较大。在衣着方面，在《越绝书》有越王勾践"冬披行裘，夏披绤俗"的记载，以适应四季温差的变化。《吴越春秋》卷10 载，越王勾践曰："士有疾病，不能随军从兵者，吾予其医药，给其糜粥，与之同食"。妇女分娩时，"令医守之"，以接生；并规定"壮者无娶老妻，老者无娶壮妇"，提倡优生优育。古代越人医治疾病的方式有砭石针灸、切割放血（脓）、熨烫等。越国大夫范蠡"以医药救人"，已能运用草药治病，从不取利。

三、卫生习俗

（一）端午节的卫生习惯

屈原（公元前 340～前 278 年）出身于楚国的贵族，他在 62 岁时看到楚国的前途已经绝望，就在这一年五月五日，投汨罗江自杀。为了纪念屈原，每年这天人们都要过这个传统的节日——端午节。在节日里人们要开展一系列有益活动，其中涉及到卫生习俗方面的颇多，诸如"端午除五毒"活动。时值初夏，正是虫蝎病疫繁殖和疾病多发时期。是日，人们常用艾叶、菖蒲、蒜头插挂门窗上；还采用干艾叶、苍术、白芷烟熏屋；在墙角、床下等喷洒雄黄酒、石灰，以驱除蜈蚣、蝎子、蛐蜓、蛇、蜘蛛等五毒；以白芷、丁香、木香等香料做成锦囊、香袋佩戴在小孩身上，以芬香逐疫；也有人用鲜佩兰熬汤洗擦全身，消除皮肤污垢、畅通毛孔、消除疲劳、舒筋活血及防暑降温。秦汉时期，帝王身旁常置有香药，《史记·礼书》说：天子身"侧载臭茞，所以养鼻也"。1973 年长沙马王堆一号汉墓出土了一批香囊（其中有 4 个锦绣、6 个素绢香囊）、香枕和整枝茅香。这些香囊、香枕多由茅香、桂皮、花椒、高良姜、杜衡、辛夷、藁本、佩兰、干姜等香药制成，含有香药气味芳香，有辟秽防病作用。

节日中杭州人民要开展挖草药活动，农民都要上山挖一些青木香、老虎山楂根、乌药等，到园里拔一些艾叶、紫苏等挂在檐下，以备不时之用。他们还认为端午节取来的药材，效果特别好，也说明这些药材俯首可拾。此外，他们还把这天吃剩的猪肉外涂雄黄粉，用竹丝串起来挂在通风的地方，生疖子、肿毒时可用作涂药。

节日中人们还要打扫环境卫生，在房屋四周洒石灰以消毒，用菖蒲、贯众放水缸里消毒。节日中浙江人民还有吃蛤蟆的习俗，据说是因为它可消除内火，夏天不生痱子和疮疖。

上述这些端午节"除五毒"、挖草药、吃蛤蟆的卫生习俗究竟肇始于战国又庚延至今，亦或萌发于后世？现无从考证。不过这些活动与纪念战国时期伟大的政治家、文学家屈原有关，是浙江人民卫生习俗、文化昌达的标志之一。

（二）饮水卫生

商周秦汉时期各地越人在有条件的地方多已出现饮用井水的现象。如《越绝书》载越国会稽有"禹井"。夏侯曾在《会稽地志》中也说越王被吴兵围困于查浦时，"越山顶有井，深不可测，广二丈余……吴知城中有水，遂解军而去。"至于在无井水可汲的地方，越人及先民们也知采用澄清法对水加以过滤饮用。如上海青浦县崧泽遗址中出土有陶澄滤器，器物口沿有流，反映当时人们在饮用江河湖水时已予澄清，清洁饮水。在长兴县雉城镇大城殿前的中国建设银行长兴县支行基础工地地下2米深处发现古砖和木块，一口迄今约3300年的商周木结构水井被发现。该水井现保留壁高约2.6米，外径58厘米，内径44厘米。井壁由2根硕大的栗树烘烤挖制拼合而成，壁厚6厘米。目前已在井底清理出器物12件，其中有原始瓷、陶器和漆器，上下跨越上千年。该水井跨越时间之久，保存结构之好，建筑方法之奇，包含文物之多在江南水乡考古发掘中较为罕见。它的发现对于长兴悠久历史和江南水乡先民饮水习俗的研究具有十分重要的意义。同时，人们还十分重视水井的清洁，注重水源卫生。如《周易》说"井者法也"，不遵守井水清洁卫生公约，就要以法律来处理。

四、本草学成就

在袁康撰著的《越绝书》卷2"外传记吴地传"中记载："乌伤县（今义乌）常山古人所采药也，高且神。"这一时期，人们还采集禹余粮和鱼腥草等药材，用作临床和食用。

（一）禹余粮

大禹作为治水英雄数千年来一直受到后人的尊重和敬仰。如今，他静静地长眠在绍兴的会稽山下。人们在这里修建了禹王陵、禹王庙，来纪念中华民族的这位先祖。4000年来，山道上寻访者的脚步络绎不绝。禹王庙周围群山逶迤，苍翠绕合。庙宇高甍飞檐，红墙四周，庄严肃穆。在禹庙的旁边，还有一条禹溪，据说禹溪原名了溪，是因人们纪念大禹治水有功，才将了溪改为禹溪。禹溪边有许多形状各异的黄褐色的石块，有的象葡萄，有的象乳头，有的象肾，如指头般大小，晶莹而有光泽，砸碎后里面还有黄色无砂质感的粉末，这就是著名的中药禹余粮。相传夏禹治水疏通九河，大功告成于会稽（今绍兴）了溪，将余粮弃于溪边，这些余粮秉天地灵气，受日月精华，变成了这味中药禹余粮。它为氧化物类矿物褐矿的一种矿石，主要由含铁矿物经氧化后，再经水解汇集而成。分布较广，浙江是主产地，采集后去净杂石即可作药用。禹余粮性味甘、涩，归脾、胃、大肠经，功能涩肠止血，主治久泻久痢、妇人崩漏带下、痔漏等。一般用量 10~15 克，煎汤，或入散剂、丸剂，外用适量，可研末撒或调敷。下面介绍一些以禹余粮为主的经验方：

1. 伤寒下利：禹余粮、赤石脂各 15 克，水煎服，每日 1 剂，早晚分 2 次服。

2. 盘肠气痛（疝气）：禹余粮适量，研为细末，每日 2 次，每次取 6 克，米汤送服。

3. 妇女带下：禹余粮 30 克，干姜 15 克，共研细末，每日 3 次，每次取 6 克，温开水送服。

4. 灭疤痕：禹余粮、半夏各等份，共研细末，用鸡蛋黄调和，每次取适量涂患处，每日 2 次。

（二）鱼腥草

战国时期，越王勾践成了吴王夫差的人质。勾践在吴期间忍辱负重，假意归顺吴王，后被放回越国。回去正遇越国罕见干旱，荒年无收，举国发生饥灾大难。为了与灾民共渡难关，勾践翻山越岭，四处寻找可充饥可食用的野菜。某日，勾践过于疲乏，倒在山脚草丛中，待醒来时发现小溪边有一大丛绿油油的野草。他亲自去摘了数片叶子，一闻味道清香伴有鱼腥味，即命随从煮熟喂马。第二天马不但未中毒，且比昨天更有精力。勾践即命名为"鱼腥草"，并广泛栽培。由于此草生长特别快，割去又长，长生不息，越国上下就靠鱼腥草度过了饥饿灾难。但由于历史局限，勾践当时还未发现鱼腥草的药用价值。鱼腥草为菜科多年生草本植物蕺菜的全草，主产我国南方各省。其性微寒，味辛，归肺经。具有清热解毒、消痈排脓、利尿通淋的功能。临床为治疗肺部炎症病变之要药。常用于治疗肺脓疡、肺炎、急慢性气管炎、尿路感染等。鱼腥草为药食两用品种，嫩叶时凉拌生吃，为夏令时节一道消暑名小菜。鱼腥草的药用价值很高，是治疗肺疾炎症疗效显著的药物，被现代人视为"植物抗生素"，深受人们喜爱。

鱼腥草就是中药上的"蕺菜"，多为野生，浙江是主产地。蕺菜营养十分丰富，含有多种营养成分，据测定，每百克蕺菜鲜茎叶中含蛋白质 2.2 克，脂肪 0.4 克，碳水化合物 6 克，粗纤维 1.2 克，及各种维生素、微量元素等，还含有鱼腥草素、挥发油、蕺菜碱、槲皮甙等多种化学有效成分。中医认为其性味辛、微寒，功能清热解毒，利尿消肿，主治肺炎、肺脓疡、热痢、疟疾、水肿、淋病、白带、痔疮、脱肛、湿疹、秃疮、疥癣等病症。一般用量 10～15 克，新鲜的可用 30～60 克，可煎汤或捣汁，外用可煎汤熏洗或捣烂敷贴患处。下面介绍几首经验方：

1. 病毒性感冒或肺炎：鱼腥草、连翘、厚朴各 10

克，研末，桑枝 30 克，煎汤冲服药末。

2. 肺脓疡咳吐脓血：鱼腥草 30 克（鲜品 60 克），水煎服，每日 3 次，连用一周。

3. 慢性气管炎：鱼腥草 20 克，桔梗 15 克，水煎服，每日 1 剂，早晚分 2 次服。

4. 痢疾：鱼腥草 18 克，山楂炭 6 克，水煎加蜜糖服，每日 1 剂，早晚分 2 次服。

5. 热淋、白浊、白带：鱼腥草 24~30 克，水煎服，每日 1 剂，早晚分 2 次服。

6. 痔疮：鱼腥草适量，煎汤点水酒服，连进三服，药渣熏洗。

7. 慢性鼻窦炎：新鲜鱼腥草适量，捣烂取汁，每日滴鼻数次。

8. 妇女外阴瘙痒：鱼腥草适量，煎汤熏洗。

五、儒、佛、道与医学

春秋战国时期朴素的辩证法和唯物主义哲学的发展不仅有力地促进了医巫的分化，而且渗透到医学之中，促进了医学理论的形成。当时的经史诸子著作根据各自的哲学思想都对有关医学问题作出了论述，现存的《左传》、《管子》、《论语》、《孟子》、《庄子》、《吕氏春秋》、《韩非子》、《荀子》、《礼记》等著作中所讨论的医学理论问题涉及到生理、病理（含病因、病机和传变）、养生、治疗等各个方面，形成各种哲理性的医学理论观点；另一方面医学著作也吸收和应用哲学概念和思想逐步建立医学理论基础，如《黄帝内经》即吸收了春秋战国时的元气学说、阴阳学说、五行学说、道家的形神观、《易经》的阴阳思想、阴阳家和天人相应论等思想，并把它们贯穿到人体生理学、病理学、诊断学、养生学和治疗学等各方面，因而使中医理论一开始就具有浓郁思想气息。

战国时期，形成了较系统的医学理论体系，其标志是以《内经》为代表的"医经"著作的问世。《内经》确立了以脏腑经络气血为核心的医学理论体系，并涉及到生理学、病理学、诊断学、养生学和治疗学等各个方面，为后世医学的发展奠定了基础。

中国古代哲学思想推动中医学理论的成型，中医学的显著特点和优势是它的整体医学模式，在其理论和实践中充分体现了人是一个统一的整体和天人合一的整体观。中医学对疾病的认识和诊治充分注意到自然、心理和社会的诸多因素，强调矛盾的对立和统一、平衡与发展。中医学理论的成型，是在中国古代哲学思想的影响下实现的。战国时期各种学派观点必然反映和渗透到医学上来，其中当以道、儒的影响最深刻最长久。

（一）道家思想与医学

道家泛指以先秦老子、庄子学说为中心的哲学流派以及后世的道教而言。道家创始于先秦，盛行于两汉及唐朝，以先秦老子、庄子关于道的学说为中心，宣扬自然天道观，在政治上主张"无为而治"。《内经》曰："阴阳者，天地之道也。"明确了中医学理论的哲学基础。道家思想非常崇尚自然，提倡"返朴归真"、"清静无为"。在长期的实践中，道家汲取了春秋以前民间流传的宣导养生术的精华，创立了一套顺乎自然的气功养生法，对中医养生学方式达到祛病延年的目的。封建统治者为追求长寿，偏崇道学，在当时造成严重的社会影响，不少中上层社会人士纷纷效仿，以致于玄学思潮风靡于世。道家的思想也严重影响了中医学的发展，在当时的社会，许多道士又是著名的医药学家、养生家，如葛洪、陶弘景都是医生兼道士的典型人物。由于道学追求长生不老，迎合了封建统治者的需要，因此道教盛行，炼"仙丹"以求长生不老之药，服金石以求长生不老之道的风气炽盛一时。中医药理论的形成和发展受到了以老子为代表的道家思想影响最为深远，尤其是道家思想中的宇宙观、养生观和方法论，与中医药的关系更为密切，对中医基础理论的发展起到了巨大的推动完善作用。

（二）儒学与医学

众所周知，儒家学派为孔子所立，我国 2000 年来的古代文化以儒家文化为主体。孔、孟创立的儒家学说一直是封建统治阶段主体思想，儒学思想的发展一直影响着中华民族历代社会生活的各个方面，也影响和推动着中医学的发展。儒家学派崇尚中庸之道，主张"德育"和"仁政"。相传孔子撰《易经》，对《易经》的阴阳变异思想、《尚书·洪范》的五行学说进行了全面的阐述，使阴阳五行学说成为《内经》的重要组成部分。儒家的"天人合一"、"天人感应"论，对中医学的发展极其重要，形成了顺应自然的天人和谐论。《内经》将这一理论衍化为多个层面，如强调人与自然环境的密切关系，提出了"人与天地相应"的论断。中医学的这种整体观使其成为具有优势的医学理论，生动地指导着临床上的辨证论治。

儒学文化的核心思想之一"仁学"对中医学的影响尤为深远，所谓"仁"就是"爱人"或"仁爱"，关心人间疾苦，为劳苦大众排忧解难，就成为"仁"德的主要内容。儒学的伦常原则，济世利天下的入世理想，对中医学医德伦理影响很大。历代医者认为，不重视医学的人，就是缺"仁"者。历代儒者，唯恐自己的"仁"德有缺，所以争相"习医"。"仁"是儒家最高的道德规范，也是历代医家的最高行为准则，历代著名医家都具有高尚的医德。他们那种体恤民众疾苦、重义轻利、贫富如一的医疗作风和谦逊好学、虚怀若谷的大家风范都是长期受儒家以"仁"为核心的伦理道德陶冶结果。因此，儒学思想对中医学发展影响深远。这样一来，我国历史上便出现了许多由大儒而转为名医的伟人。我国古代医学也随着儒学的昌盛而发展壮大。比如我国两汉时代儒学很发达，而医学思想也非常活跃，出现了许多划时代的医家和医籍。两宋时期是儒学发展又一高峰，中医学也突飞猛进。

医文融合促进中医人格素质及职业社会地位的提高，中医学在数千年的实践中积累了丰富的临床经验，中医人才的培养长期来虽沿用口传手授的教育方法，但是自从先秦中医学理论体系成型后，即十分重视医理、医术、医德的行为规范。孔子"学而优则仕"的教育思想始终在中医队伍中有着重要的影响。由于中医学的理论和经验均有着深刻的文化内涵，缺乏文化素养、知识贫乏者难以为医，因而长期以来文化人从医成为传统，为医者颇善诗文，随后研习医理、著书立说，编纂校勘医药文献蔚然成风，历代均有名医、名著问世，医书浩如烟海。由于有较多的为医者知识水准较高，他们不仅善于总结自己的临床经验，而且带来儒家风范，致力研究，以通儒治经之法研究医学典籍，确立《内经》医典地位。文人医家往往重视自我修养，善用"内省"、"慎独"进行自我道德修炼，成为医林表率，这显然有助于职业道德水准的提高。整个中医学史表明，在伟大的中医宝库中始终折射着中国文化的灿烂光辉。同时，在中国文化的丰富宝藏里也记载着众多的医学内容。

六、养生学萌芽

一般而言，所谓养生是指保养生命、祛病防疾，以求延年益寿。中国的养生学内涵极为丰富，粗略可分两类：养生之道（养生观、理论、指导思想）和养生之术（各类具体的实践操作方法）；介于两者之间的是一些养生原则，如养形、养神、养心、养德等。所以，若要真正把握养生妙旨，必须把养生的知和行结合起来，尤其是要切实领略传统文化背景下的养生观及其原则。道家的养生，十分强调法天则地、天人合一、形神一体的思想。儒家也讲天人合一、形神相即。儒家所倡导的养德与养生一致，其精神实质是在"乐天知命"思想指导下始终保持内心宁静愉悦的涵养德性，而非强作欢颜实愁肠百结。范仲淹的"不以物喜，不以己悲"，反映了这一养生的主题思想。春秋时期，医家已有所发展，出现了医和、医缓、扁鹊等名医。他们总结了人们长期向疾病作斗争的经验，具备了一定的有关生命、养生的知识。绍兴的养生保健学派是浙江最早的医学流派，该学派在民间形成始自何年已无从查考，现据有文字记载，距今 2000 多年，越国大夫范蠡已提出"服饵之法"，即注重饮食调节，强调食疗保健的养生法。据《富阳县志》载，富阳西北有董双成炼丹居室，董氏每当炼丹告成便自吹玉笙驾鹤升仙，这可能是中国炼丹史上较早的一则记载。

综上对先秦时期原始社会和奴隶社会浙江医药的回眸使我们认识到，这一时期浙江先民已从事了医疗卫生保健事业，河姆渡遗址发现了芡实等药物化石和有益保健的干栏式结构建筑遗迹，人们运用简易的医疗机械治病，使用中药罐煎药，使用食品卫生工具簸箕，挖掘水井，墓葬尸体，出现《桐君采药录》，越王勾践重视人口发展和人民的疾苦以及形成了一系列端午节的卫生习俗，道家、儒家思想对中医学发展的深远影响，这些都从不同侧面展示了先秦时期浙江医药起源的光辉历史，值得赘述。但是，从现有的中医药文物和文献资料来看，先秦时期浙江医药文化的发达程度略逊于黄河流域的某些省份。可是，象河姆渡遗址和良渚文化遗址这样大规模的、又具高度文化水准的人类聚居地，有关医药文化方面的遗物不可能如此稀少。随着科学技术的发展，一定会有更多的中医药文物和文献重见天日，为研究先秦时期浙江医药文化史提供宝贵的文献资料。不过，我们可以肯定地说浙江不仅是东南沿海地区，而且是中华民族医药文化的主要发祥地之一。

第二章　秦汉时期浙江医药学

第一节　社会的发展与医药学家及医著

一、社会的发展

（一）行政区域嬗递

秦始皇嬴政二十五年（公元前222年），秦始皇派遣王翦南渡长江，平定了江南的楚国之地，降服了居住在浙江的越族，设置了会稽郡。秦始皇曾巡视钱唐（今杭州），去会稽山祭祀大禹，为自己竖立会稽刻石，浙江的名声由此鹊起。秦始皇统一全国后，把全国划分为36郡，以后又增至40郡。在吴、越故地设置了会稽郡，会稽郡下辖26县，地处武林山麓的钱唐县（今杭州）就是其中的一个。据《史记·秦始皇本纪》记载，秦始皇三十七年（公元前210年），秦始皇出游经过丹阳，圣迹钱唐，钱唐地名便肇端史册，迄今已2218年。[1]秦朝在浙江省境内先后设置15个县，其中在杭嘉湖平原上有钱唐、余杭、由拳、海盐、乌程5县，在宁绍平原上有山阴、上虞、余姚、句章、贸、鄞6县，天目山区有鄣县，金衢盆地有诸暨、乌伤、太末。时迁西汉，浙江又增置余暨、剡、富春、回浦、於潜5县。西汉，钱唐仍属会稽郡，但它的地位逐渐重要起来。汉武帝元狩年间（公元前122～前117年）还把会稽郡的西部都尉（即负责郡级治安的军事机关）的治所设在钱唐武林山。公元前121年，汉武帝改鄣郡为丹扬郡，浙江成了会郡、丹扬两郡辖地。西汉末年王莽篡权改制时，又把钱唐改为"泉亭"。东汉建立后，汉光帝又恢复钱唐旧名。东汉顺帝时，由于南方经济的发展与钱唐江航运的兴起，开始以江为界，把会稽郡一分为二，在江北增设吴郡（治所在今苏州），江南仍属会稽，钱唐县从此划归吴郡。钱唐故县的范围大致是：南至五云山的江边徐、范村（即梵村），西北至粟山石人岭和西溪，东到宝石山麓的大佛寺附近。这一带环绕着灵隐、天竺等南北诸峰（汉时通称为武林山），数千户人家散居其间，是个山中小县。秦朝在浙江的统治很快就被刘邦的西汉取代。西汉在开国初曾大封了一批同姓和异姓功臣为王，于是浙江境内出现了郡、（王）国并存的局面，浙江地区的行政地名不仅没有明朗，反而比先前更混乱，这种状况直到东汉时才发生变化。

（二）人口变迁

当时浙江人口稀少，土地荒芜，劳动力匮缺，生产技术低下和社会财富贫乏。[2]公元前119年，黄河下游14.5万贫民迁入会稽郡，浙江经济方有起色，铁农具开始用于农耕，手工业有所发展，阶级矛盾缓和。

下面按年代顺序列举西汉末期至北宋元丰元年具有一定代表性年份的历史人口数字：

西汉末期（一说汉平帝元始二年，公元2年）会稽、丹阳二郡在浙境的户口约167 063户，762 547人。

东汉永和五年（公元140年）会稽、吴、丹阳三郡在浙境的户口约194 503户，795 174人。

西晋太康元年（公元280年）吴、吴兴、会稽、东阳、临海、新安六郡在浙境的户口约130 850户，456 934人。

南朝刘宋大明八年（公元464元）扬州在浙境的户口约175 078户，1 194 975人。

隋大业五年间（公元609年）七郡在浙境户口约83 290户，430 609人。

唐贞观十三年（公元639年）浙境分属江南道八州的户口约139 552户，774 567人。

唐天宝元年（公元742年）浙境分属十一州的户口约698 656户，4 113 433人。

宋太平兴国五年（公元980年）浙境约370 097户，2 220 582人。

北宋元丰元年（公元1078年）两浙路浙境户口约1 379 052户，8 274 312人。

（三）经济发展

东汉时期北方人先进的生产技术和科学文化知识传入，从而使浙江的经济比西汉有了发展，文化也一改西汉时的沉寂，逐渐繁荣起来。杭州地处钱塘江下游，江潮涌溢之患的记载约始于秦汉，至唐宋仍为主要灾害之一。东汉章帝元和年间（公元84～87年），郡吏华信在钱唐县东一里许泥石混合堆叠而成"防海大塘"，长达数里，阻挡了钱塘江海潮的涌入，保护了江边的农田与财产安全，这是世界上最早的一条海堤，使杭州地区的农田免除了咸潮之患。浙江农作物品种除籼、粳稻普遍栽培外，又增加了麦、粟、桑、麻等。园艺种植品种主要有笋、姜、瓜、韭、山药、芹、葵等10多种。杭州制盐约始于汉朝，至唐宋发达，成为海盐的重要产地之一。杭州烹饪历史悠久，杭州菜又是中国八大菜系之一的浙江菜系的主流。

（四）医药成果

东汉时期江南的医疗卫生状况有较大改善，以著名医学家张仲景为代表的一批医家，精研医术，使江南的流行病、传染病得到有效抑制，为人口的自然增长提供了条件。关于江南医学水平的提高还可以从长沙马王堆出土的《五十二病方》和《导引图》得以佐证。《五十二病方》全书分五十二题，每题都是治疗一类疾病的方法，少则一方，多的有二十几方。现存医方总数283方，书中病名计约103个，涉及内科、外科、妇产科、儿科、五官科等各个方面。《导引图》含操练图44幅，填补了我国医学史和体育史在秦汉时有关导引疗法的空白。[3]《史记》、《汉书》、《淮南子》等史书对西汉江南气候湿热。江南人民"早壮而夭"的现象略有记载，东汉时期渐少。

但是，由于秦汉时期，全国的政治、经济、文化中心在黄河流域，浙江各方面的发展进程望中原地区莫及，人才匮乏，科技学术成就远不如黄河流域丰硕，医药学的发展亦是如此。

二、医药学家及医著

秦汉时期，浙江出现了一些医药学家，上虞有王充、陈氏、魏笃，嵊县有刘晨、阮肇，临安有张道陵，东阳有赵炳。

东汉时期浙江最著名的医药学家当推王充。王充（公元27～97年），字仲仁，会稽上虞人，东汉的唯物主义哲学家。先祖原籍魏郡元城（今河北大名县），有汗马之功，受封会稽阳亭。仅1年，失去官爵。嗣后，即以农桑为业。世居绍兴，后徙上虞。王充自幼好学，识见过人。元和二三年（公元85~86年）间，回家执教，并潜心著作。他是我国仅有一代博综古今的学术大师，开启了浙江学术博采、创新、求实、重史、爱国等优良学风，著有《论衡》《养性》等书。年轻时赴京师洛阳太学读书，拜班彪为师。因家庭贫困，只得在洛阳城街衢巷尾的书摊上浏览待售书籍，逐渐博通百家之言，但他从不拘泥前人的论断。后返旆家乡，屏居教授，闭门著书，写成《论衡》85卷。70岁那年，他又写成《养性》一书，该书共16篇，专论保健养身之法，该书早佚。在《论衡》中可找到一些保健养身法的论述。在《论衡·自纪篇》中提到"养气自守，适时则酒。闭明塞聪，爱精自保。适辅服药引导，庶冀性命可延，期须不老。"这段论述实为《养性》一书的纲要。《论衡》卷1《气寿篇》中王充认为人是由气构成，人的体质健羸决定寿辰长短的关键："夫禀气渥则其体强，体强则其命长；气薄则其体弱，体弱则命短，命短则多病寿短；始生而死，未产而伤，禀之薄弱也。……人之禀气，或充实而坚强，或虚劣而软弱。充实坚强，其年寿。虚劣软弱，失弃其身。"并进一步提出气与婴儿健康的关系："儿生号啼之声鸿朗高畅者寿，嘶喝湿下者夭，何则禀寿夭之命以气多少为主性也。"他在《气寿篇》、《命义篇》中有关于房事和优生的论述：妇人疏字者子活，数乳者子死，何则？疏而气渥，子坚强；数而气薄，子软弱也。怀子而前已产子死，则谓所怀不活，名之曰"怀"，其意以为已产之子死，故感伤之，子失其性矣。所产子死，所怀子凶者，字乳亟数，气薄不能成也。虽成人形体，则易感伤，独先疾病，病独不治。百岁之命，是其正也；不能满百岁者，虽非正，犹为命也。譬犹人形一丈，正形也，名男子为丈夫，尊公妪为丈人，不满丈者，失其正也；虽失其正，犹乃为形也。夫形不可以不满丈之故，谓之非形；犹命不可以不满百之故，谓之非命也。非天有长短之命，而人各有禀受也。

　　他还强调子女禀弃之时，正是父母交合之时，"凡人受命，在父母施弃之时，已得吉凶矣"。因此，从后代的健康考虑，也不能不讲究房中术。他还提出了《礼记》的胎教问题以及孩子成长时的教育问题，要从受孕时、受孕后、分娩后三个阶段来保证孩子的身心健康。并提出了子女密生数育，则禀气薄，然"疏而气渥"，所以提出疏字稀生、少生优育之论。

　　王充的医学论述极具唯物主义精髓，有力搏击了东汉时期天命鬼神的唯心主义谬论。在《论衡·雷虚篇》中有关冶炼中发生火烟侵害眼鼻和皮肤灼伤的记述，是中国较早论述职业病的著作。在该书中还论及药物只能轻身益气，绝不能不死为仙，认为生老病死是自然规律，强调未病先防，已病早治的预防思想。他注重医治实效，认为医无方术。王充确实是我国最早的养生学大家，他在《论衡》中的医学论述给我们研究中医理论的发展提供了宝贵的资料，他享年71岁，今上虞茶场（章镇浜笕乡）附近有王充墓地。

与王充同乡的陈氏精通儿科，在当地有一定名气。东汉章帝、和帝时人张道陵，出生于临安天目山，精通长生不老之术，隐迹高居，两位皇帝多次召见，他不肯入朝。他一生遍游名川大山，东抵兴安云锦溪云锦洞，在附近的仙岩炼丹，3年而成。后在四川云台峰升天，所遗经箓符章河剑，传授给子孙后代，世袭天师之号，杭州的炼丹之徒，有许多出自他的门下。[4]许迈，字叔玄，丹阳句容人，后到余杭县溜山麓安居，父母死后，让妻子回娘家，自己携带众人遍游名山，采药服气，137年他移居临安西山。[5]浙江中医妇科早在东汉就有道士于吉（一作干吉）专为妇人治疾。

第二节　药学及饮食卫生

一、药学

浙江是较早开始人工种植药材的省份，中草药是从野生植物中大量采集而来的，但有一批来自于种植。秦汉时期，浙江的药材主要有白术、丹参、甘菊、黄精、吴茱萸、越桃、活人之草等。《史记·货殖列传》载："江南出楠、梓、姜、桂、金、锡、连、丹沙、犀、玳瑁、珠、齿革"。永平五年（公元62年），天台白术已作药用。永平十五年（公元72年），《越绝书》载："乌伤县（今义乌）常山，故所采药也。高且神。"东汉永平年间（公元58~75年）药物学家刘晨、阮肇两人攀登天台山采药，在今天嵊县东面35里刘门山下留下了采药径，今人在山下建有刘阮庙纪念这两位采药祖先，这说明天台山在当时已是浙江著名的药材茂盛宝地。[6]江南人民对森林植被利用范围广、数量大，对植被的认识、选用达到一定水平。王充《论衡·幸遇篇》曰："草木之类，皆有补益，遭医人采掇，成为良药。"

秦汉时期浙江中药商业开始兴起，大多是医药一体，中医一面行医，一面采药，自制自卖。浙江省在秦汉时已有中药商业活动，东晋以来，中药商业逐渐增多。浙江规模较大的药栈、药店堂则出现较晚，先是个体药摊，后发展为格调清雅的药店堂。东汉末年著名的药学家蓟子训曾在会稽市都亭桥（今绍兴一带）骑驴卖药，[7]这可能是有关浙江最早的售药史料，说明了绍兴一带不仅是当时东南地区的集市要地，也是医药学较为发达的地区。

二、饮食卫生

《史记·货殖列传》中对 2000 年前的江南广大地区的饮食特点最早作了概括的记录："楚越之地，地广人稀，饭稻羹鱼。"明确指出了以稻米饭为主食，以鱼虾为副食的特色。唐初大臣魏徵修撰《隋书·地理志》，对江南的饮食生活亦作了类似的记录。由此可见，杭州在秦汉至隋朝的饮食生活主要特点是"饭稻羹鱼"，未有大变化。1984 年 8 月，在杭州凤起路口发现 5 口东汉时期的水井遗址，井中尚存陶井圈，井底有东汉的板瓦、筒瓦等文物。在遂安路口至教场路口发现有水井遗址。140 年，会稽郡守马臻主持修筑鉴湖，使绍兴平原解除了洪水的威胁，田野得到了灌溉，人们的饮水、环境卫生得到了改善。丁兰在临平镇赤岸西润玉亭下的故居内挖有丁兰井。[8]杭州老和山朱乐昌墓也出土了原始瓷水井模型，现展示在浙江省博物馆。

三、卫生用具

1987 年，建德县寿昌陈家乡山峰区出土的东汉晚期釉陶虎子（便器），是实用性与艺术性相结合的典范。该器巧妙地以一只奔走的小老虎为造型，皮毛上的花纹也经过了精心刻划，通体施黄釉，颇为生动别致。

上虞市上浦镇大园坪东汉青瓷窑址位于该镇石浦村

四峰山（窑址所在山岙俗称支项山）南麓。2003 年 11
月～12 月间，浙江省文物考古研究所与上虞市博物馆、
上虞市文物管理所联合进行考古发掘。该窑出土器物与
医药卫生有关的有洗、虎子等，以洗、罐为多见。

　　虎子是一种溺器，源于战国、西汉时期的铜虎子。
东汉时期，上虞越窑生产的虎子，口部饰张牙露齿的虎
头，并且虎头成 90 度角折向左侧，背装扁平式提梁，
下置四足，腹部划一条条虎皮纹饰。三国时期，器形呈
蚕茧状，置圆管状口，背附奔虎状提梁。西晋时的虎
子，通体作成两端略平的椭圆形，圆口上翘，腹部略为
收敛，腹下置蜷曲的四肢，背上安绞索状提梁。东晋、
南朝时期，圆形虎子盛行，圆口、平底、口颈与背上附
圆条形提梁。在江苏省赵士岗吴氏墓中出土的一件腹部
刻"赤乌十四年（公元 103 年）会稽上虞师袁宜作"的
青瓷虎子，它既有器物的纪年，又有匠师的姓氏，确实
是一件不可多得的珍品。

　　1972 年 1 月，上虞市百官街道糜家岭出土褐釉虎
子，东汉器皿。长 26.8 厘米，高 18.6 厘米。器形作站
立的老虎，呈蚕茧状，两端略平，前作虎胸，后作虎
臀，正前方作凸出上翘的圆筒口，与腹相通，口部一侧
饰一虎头，虎头张口露齿，背部按绞索状提梁，底部置
四足，器身遍布刻划曲线纹，施黄褐色釉，臀部无釉露
胎。宁波也出土了东汉铜虎子。

第三节　疫疠流行

一、春秋迄东汉时期瘟疫流行

先秦时期，浙江沿海广大平原地区如同管仲所述："越之水重浊而洎，故其民愚极而垢。"朝汐直薄，土地斥卤，沼泽遍布，处于恶劣的自然地理环境和落后的人文环境。秦汉以降，在人们荜路蓝缕的艰辛开拓下，环境卫生有所改观。

古代中国医药界把沾染疫疠瘴气而造成流行的急性传染病统称"疫疠"、"瘟疫"、"疫病"等。早在公元前11世纪的西周，人们已对它们有所了解，《礼记》亦叙述了气候异常将引起疾病流行的史实。中国历代朝廷和府州县官为扼制疫疠的蔓延耗资巨大，疲惫不堪，直到清朝寿终正寝之际，疫疠仍未被扼杀在未萌之际，肆虐乡里。因此，古代浙江人民与全国民众一样备受疫病之苦，死亡人畜数以万计，而当地的中医药学家们追古发令、各显神通，为民排难解忧，其治疫的专家与医籍之丰名列全国前茅。倘说古代浙江防疫事业有所建树的话，应归功于当地中医药学家们的辛勤防治。在此我们主要按年代顺序胪述这一时期浙江疫疠流行的梗概。

春秋战国时期，"南方暑湿，近夏瘅热，暴露水居，蝮蛇蠹生，疾疠多作，兵未血刃，而病死什二三，虽举越国而虏之，不足以偿所亡。"[9]这可能是浙江最早有关疾疫流行的记载。司马迁在《史记·天官书》中记载东南民有疾疫，但未进一步圈定浙江疾疫流行状况。26年，嵊县流行斑疹伤寒，使一家母子双亡，这是浙江境内最早有确切记载疫病流行的史记。[10]建武十三年（公元37年），扬、徐部大疾疫，会稽江左甚。建武十四年（公元38年），会稽大疫，死者以万数。山阴人钟离意精心医治，"所部多蒙全济"。[11]94年，绍兴大疫。119年4月，绍兴一带大疫，朝廷派太医前往诊疗，并赐棺木瘗葬尸体，免除当地人民的田租口赋。[12]乌伤溪水之上（今义乌县东）疾疫大起，东阳人赵炳与徐登相约以禁咒疗法医治时疫。从考古发掘来看，江南许多墓葬都有陶井出土，开发地下水。如浙江慈溪东汉墓中有陶井。[13]

二、环境治理

粪便污染防治的方法是设立厕所。在江南地区出土的陶屋中普遍带有厕所，其中有些厕所建立在猪圈上，有的厕所开洞与猪圈相连，实行"圈溷合一"。如浙江龙游出土的一件陶猪圈，猪圈与厕所连成一块，后面是厕所，厕所的左下角开一洞与猪圈相通。[14]

第四节 儒、佛、道与中医药学

一、儒家医药学

秦汉以降，随着西方佛学的传入，到隋唐而成三教鼎立，互相渗透。在中国几千年封建社会中，以孔孟之道为代表的儒家思想成了中国古代思想文化的主流。在漫长岁月中成长起来，服务于整个社会的中医文化，深深得益于儒家思想，它为中医学发展提供了思维依据，同时也奠定了伦理规范，真可谓"医儒同道"。"不为良相，当为良医"，这是范仲淹的儒士名言，是当时中国古代儒士官场失意后转而从医现象的写照，把"为良医"看成是儒家的出路。陶弘景、王焘、张元素、李时珍等名医皆经历过这样一种人生转折——弃儒行医。实际上他们抛弃的只是儒士的功名利禄，而不是儒家的思想。明朝医家王纶说："医为儒者之一事。"把从医视为儒者至孝、施仁爱的正道。

"以医为孝，以孝为医"是儒家伦理观念的集中表现。《孝经》云："孝"是天之经也，地之义也，人之行也。"夫孝，始于事亲"。医家王纶说过，如果我们不懂医药，那么在父母亲友患病时，就会"疾至而不识"，不可能推"仁"至亲友，就会被认为不"孝"，"儒者不可不兼医也。"况且"为人子者，不可不知医也"，以医为孝也是不少中国人走上学医生涯的初衷。北齐时李元忠老母多病体弱，李元忠便专心医道，遍览群书，遂成名医。唐·王焘、宋·高若讷皆因母病习医。张从正《儒门事亲》一书集中代表了儒士以医为孝的思想观念。

良医施仁。"医者，仁也。"仁"为儒家学派的核心范畴，含义颇广，"孝、忠、信、礼、爱"皆在其中。"仁之法在爱人。"行医正是施行仁爱于他人的一种手段，孔子云："夫仁者，已欲立而达人，已欲达而达人。能近取譬，可谓仁之方也已。"朱丹溪即求此道以"病者，度刻如岁，而欲立自逸耶"来勉励自己。孙思邈在《千金方·大医精诚》中提到："若有疾厄来求救者，皆如至亲之想.见彼苦恼，若己有之，深心凄怆"，"敬吾老以及人之老，爱吾幼以及人之幼"，凡事能推己及人，这样就可以真正达到"仁"了。

"重义轻利"的儒家思想是医风、医德的思想基础。"凡为医之道，必先正己，然后正物"。医生必须品行高尚，行为端正。中国古代医家曾说：大医治国，中医治身，小医治病。看来治国治身一理，医儒同道。

二、佛教医药学

佛教认为病苦是八苦之一，他们汲取古印度治病"四诀"，即善知病、知病源、知对治、知治方，来解释人间的病苦。佛教主张众生平等，相信生死轮回，行善者成善，行恶者成恶。这些反映到医德规范上，就是著名的孙思邈《千金要方·序例·大医精诚》："凡大医治病，必当安神定志，无欲无求，先发大慈恻隐之心，誓愿普救含灵之苦。若有疾厄来者求救，不得问其贵贱贫富、长幼妍蚩、怨亲善友、华夷愚智，普同一等，皆如至亲之想。"这种不分阶级、民族、年龄、亲疏、美丑，一律平等的思想显然比儒家别亲疏、重血缘的仁爱更符合医学的宗旨。佛家的养生思想大致有两方面：第一，强调清静养心；第二，强调养德。

三、道教医药学

道教在中国传统文化中自成一个奇特的世界，并为国人接纳和信奉，从而表现出中国人的现实主义精神。《抱朴子·内篇》曰："古之初为道者莫不兼修医术。"秦汉以来，凡方士之流亦道亦医，医道相兼。道家为追求长生不死，即身成仙，从开始起便十分重视修炼方术。虽然其所追求的目标只不过是一种扑朔迷离的幻想，是不可能实现的。但在其长期的发展过程中，通过多种修炼方术，客观上却在中国传统医学以至中国古代科技领域积累了丰富多彩又很有价值的材料。道教对中国传统医药学的作用和影响无与伦比。它在健身健心方面的丰富体验，对于帝王、文士乃至一般平民，都具有不可抗拒的诱惑力，尤其是道教的养生治病方术与中医药学有着密切的关系。而当时的术士（业医人），如汉·张仲景、唐·孙思邈等，博采众长，划时代地使中医更向前发展了一步，尤其是张仲景所著的《伤寒杂病论》为中医第二大经典，是中医临床学的奠基石，它将中医基础理论与临床实践相结合，创立了理法方药辨证论治的原则，以及六经辨证纲领。随着道家思想的发展和日益完善，许多著名医家接受了道家思想，并且也同时接受到佛、儒的熏陶。

浙江山川秀丽，气候宜人，是道教思想萌生的好地方。早在东周时期越地就流行起黄老道家思想，东汉以降，作为一种宗教派别的道教传入浙江，随着魏晋南北朝时期的文化重心南移，使浙江跃居为道教传播的重要区域，庙观林立，香火繁盛，浙江等地名山大川都成了道教修炼的洞天福地，道教因此也就渗透到社会的各个阶层，出现了许多著名的道教人物。饶有兴趣的是这中间的一部分人与医药学结下了不解之缘，建树卓著，为浙江人民的医疗保健事业作出了贡献。

据《后汉书》记载，东阳著名道士赵炳，字公阿，能以禁咒法治病，又通内科，擅长用越人方药治病，医术高超。面对东汉兵乱、疾疫大作的现象，他与徐登相约在乌伤溪水之上（今义乌县东），以此法治病，闻名江南。[15]他死后，人们在永康为他建祠立碑，以资怀念。

　　东汉末年，著名的道教大师魏伯阳，字恪斋，别号云霞子，道号伯阳先生，后世尊为伯阳真人，汉代上虞人。世袭官禄，但魏氏不愿仕途，惟博习文词，好道学，修心养志，吐纳炼丹，以《易经》、《内经》、《道德经》诸书，参照师传经验，借爻象论述炼丹修仙之术，撰写了《周易参同契》3篇，该书词韵皆古，奥雅难通。据后汉·蜀·彭晓作《参同契义序》云：参，杂也；同，通也；契，合也。谓与《周易》理通而契合也，故名《周易参同契》。该书把"大易"、"黄老"、"炼丹"三家理论参照会同而契合为一。"大易"即是魏伯阳借《周易》的理论阐述生命演进与自然的关系，是他《参同契》叙述的养生与修炼方法的哲学基础。"黄老"是魏氏所指的内丹修炼方法，其内丹思想是气功理论的基础。"炼丹"是他所指的外丹炼、服法。书中还详细论述了他用某些矿物药炼丹的方法和工艺，对黄金、水银、铅等元素及化合物的理化性质提炼方法、黄金的化学稳定性均有记述。此书历代皆有考异或注释，如朱熹《周易参同契考异》、彭晓《参同契解仪》、徐渭《参同契注》等。历代丹道家皆称是书为万古丹经王，为修炼精、气、神的专书，亦是论及气功和强身延年的重要著作，对炼丹、气功极有参考价值。该书是研究修炼精、气、神，以达到养性延年、强身益气的书籍。历代丹道家，都尊此书为"万古丹经王"。《周易参同契》

实际上是一部综合内、外丹与房中术的关于长寿的系统性著作，被人们认为是世界上现存最古老的炼丹书，亦是道教最系统、最有权威性的丹经著作。它不仅为道教的发展提供了思想源泉，而且在中国科技史上为化学、医药学、养生学乃至人体科学留下了珍贵的资料。魏氏收有弟子3人，即汝南周燮，南阳冯艮、虞巡。后仅虞巡1人始终跟随魏氏修真炼丹。在今天的上虞县丰惠镇西南金罍山上的"金罍观"就是当年魏伯阳炼丹的遗址，这是道家与医药学结缘的实例。

浙江医学流派林立，学术研究活跃，曾经产生了以王充、魏伯阳、黄凯钧等为代表的"养生学派"。浙江历史上研究"养生"的学者、医家为数不少，他们不但自己长寿，而且为使人人能登寿域，在理论上和具体方法上，留有很多宝贵资料，自然地形成了"养生学派"。该学派之有史可稽者，自汉之王充、魏笃起，南北朝时有孙溪叟、徐道度，隋、唐时有司马承祯、杜光庭，宋、元则有释奉真师徒、张伯端等。他们分别在养生保健、抗衰老、气功导引、饮食调养、情志摄护等各个方面，留存有大量的、宝贵的著述。

饶有兴趣的是公元前210年，秦始皇欲求长生不老，派遣方士徐福第二次率数千名童男童女去蓬莱寻求不死之药。徐福等方士大多精通医药，他们采药不成害怕诛杀，便从浙江省慈溪市达蓬山启碇东渡，经杭州湾外海，在北纬 32 度左右，汇入黑潮主流和对马暖流北上，抵达日本九州有明海。如事实确凿，则为中国医学传入日本的最早记录，亦启杭州对外医药交流的肇端。

　　综上对秦汉时期浙江医药的回眸使我们认识到，这一时期浙江产生了杰出思想家王充及其著作《论衡》、专门论述养生之道的道教大师魏伯阳及其《周易参同契》、蓟子训曾在会稽都亭桥（今绍兴一带）骑驴卖药等医药趣事。但从这一时期浙江医药学家的人数及成就、医事活动和疫疬控制三方面来看，医药卫生发展速度缓慢，除东汉王充以外，没有特别重大的医药学成就。秦汉时期，各朝廷先后在中原一带确立了较为完备的医官制度，为建立国家医药管理体制奠定了基础。西汉时期，国内才出现地方医官，浙江尚无这方面的史记，给我们的研究造成了窘境。浙江与国外的医药学交流亦处在襁褓之中。

参考文献

［1］二十五史·史记·秦始皇本纪［M］.册 1.上海：上海古籍出版社，1986：31.

［2］二十五史·前汉书·地理志［M］.册 1.上海：上海古籍出版社，1986：513.

［3］湖南省博物馆.马王堆汉墓研究.长沙：湖南人民出版社，1981.

［4］田汝成，西湖游览志余·方外玄踪［M］. 卷15. 杭州：浙江人民出版社，1980：255.

［5］田汝成，西湖游览志余·方外玄踪［M］. 卷15. 杭州：浙江人民出版社，1980：257.

［6］悔堂老人. 越中杂识［M］. 杭州：浙江人民出版社，1983：160、208~210、212.

［7］二十五史·后汉书·逸民传［M］. 册2，上海：上海古籍出版社，1986：1042.

［8］钟毓龙. 说杭州［M］. 杭州：浙江人民出版社，1983：170.

［9］二十五史·前汉书［M］. 册1. 上海：上海古籍出版社，1986：622.

［10］二十五史·南史·隐逸传上［M］. 册4，上海：上海古籍出版社，1986：2872.

［11］二十五史·后汉书·钟离意传［M］. 册2. 上海：上海古籍出版社，1986：927.

［12］二十五史·后汉书·安帝纪［M］. 卷5. 上海：上海古籍出版社，1986：782.

［13］浙江省文物管理委员会. 浙江慈溪发现东汉墓. 考古，1960：10.

［14］朱士生. 浙江龙游县东华山汉墓. 考古，1993：4.

［15］二十五史·后汉书·徐登传［M］. 册2. 上海：上海古籍出版社，1986：1041.

第三章　三国两晋南北朝时期浙江医药学

第一节　经济的发展与医药卫生
行政管理机构的草创

一、经济的发展

东汉政权在黄巾起义的狂飙冲击下土崩瓦解。富阳人孙坚在军阀混战中逐渐壮大起来，其子孙权在公元229年自称皇帝，建立吴国。从此，中国的历史进入了曲折多变的三国魏晋南北朝时期。这一时期浙江境内的3个郡被划分为18个县，地处江左的钱唐县发展更快，成为钱塘江下游的重要县城。南朝萧梁（公元502～557年）时又将钱唐县升为临江郡，到陈朝（公元557～589年），又改临江郡为钱唐郡。从此，钱唐县成为郡治所在地，县的范围也沿钱塘江扩展至凤凰山麓的江干一带。南朝刘宋文帝说："天下五绝而皆出钱塘"，五绝即杜道鞠弹、范悦诗、褚欣远模书、褚胤围棋、徐道度疗疾。在手工业和造船业方面取得骄人的业绩。

杭州植桑最早始于南齐，永泰元年（公元498年），建德县令沈瑀要求成年男子每年植桑树15株，女子减半，促进了植桑的发展，杭州主要有青桑、白桑、拳桑、鸡爪等种。杭州丝绸物以缣制为最早，《南史·循吏传》记载，南朝初钱塘县令孙谦以廉洁名，离任时民众纷送土产缣制（双丝织成的细绢）。杭州的造纸约始于东晋南朝时期，初以藤纸、竹纸为多。据唐朝《元和郡县志》记载，余杭县由拳村出产的藤纸为名品，余杭县令范宁规定以藤纸为官司府文书用纸。唐朝杭州纸成为土贡。至南宋，西湖赤亮山的赤亭纸和富阳小井纸（一作小开纸）和蠲纸、睦州淳安的竹纸等为名品。明清时期，杭州的油纸、余杭的竹烧纸、富阳的"谢公笺"和以稻草为原料的草纸等为名品。杭州酿酒技术的记载约始于东晋，《晏公类要》记载，东晋初，有位老媪裴氏在仙老墩采百花酿成酒，人称"花酿"，名闻远近。东晋南朝时期，浙江江河之船有了发展，能制造5丈大船。大业六年（公元610年），江南运河自镇江经常州、无锡、嘉兴至余杭（今杭州），入钱塘江，长800里，广10多丈。运河两旁建塘路植树，方便了杭州通往各地的陆路交通。两宋时期，杭州造船技术相当精湛。

魏晋南北朝时期由于浙江饱受战乱蹂躏的北方人民纷纷南迁，部分蛰居浙江一隅，增加了浙江地区的劳动力，也带来了北方先进的生产技术和文化知识，为当地进一步开发提供了良机，促进了当地社会、经济、科技文化的发展，浙江进入了一个承前启后、继往开来的跃进阶段。

二、医药卫生行政管理机构的草创

魏晋南北朝时期，由于饱受战乱之苦的北方人民纷纷南迁，部分蛰居浙江一隅，增加了该省的劳动力，也带来了北方先进的生产技术和科技文化，促进了当地的社会、经济诸方面的发展，科技文化的腾飞一度可与北方发达地区相媲美，医药事业及与其有关的慈善事业亦有长足的进展。这一时期，浙江医药学发展别开生面、人才辈出，西晋时期，我国最早、最高医药卫生行政兼医疗的综合管理机构"太医署"问世。北魏时，地方医院才诞生于国土，影响波及杭州，但浙江在医政机构上建树不大。如491年，湖州水灾泛滥，肖子良开仓救济贫病交加的人们，他在府第北面建廨，对贫病者布施医药，这是中国私立慈善医院，或可称养济院的肇端。[1]504年，衢州建立药师寺。除此之外我们未再觅到有关史料，我们认为这时的医学成就在整个浙江中医药发展历程上仍处草创时期。[2]

第二节　医家学派及医药学家

一、医家学派

在魏晋南北朝以前，杭州未见专设的医学教育组织，人们通常采用师徒家传、私淑拜师和个别面授的医学教育方法。直到隋朝全国正式建置了医学教育机构太医署，由门下省管辖，杭州的中医教育才走上同样的路子。俯视杭州中医人才的培养历程，许多镶嵌在经传中的中医高手主要通过家族传授治病秘诀的模式赓续祖传医术的。这一时期浙江形成了在中国医药学发展史上占有重要地位的两个医学世家，即东海徐氏和武康姚氏医学世家。

（一）徐氏医家学派

著名医家钱塘（今杭州）人徐之才，从他的 5 世祖徐熙以下传至他的兄弟，6 代中就有 11 位名医，是我国中医教育史上有案可稽最早的家族相传式中医教育的实例。

《南史·张融传》中记载了徐熙、徐秋夫、徐道度、徐叔向、徐文伯、徐嗣伯、徐雄医学世家："融与东海徐文伯兄弟厚。文伯字德秀，濮阳太守熙曾孙也。熙好黄老，隐于秦望山，在道士过求饮，留一瓠芦与之，曰：'君子孙宜以道术救世，当得二千石。'熙开之，乃扁鹊镜一卷，因精心学之，遂名震海内。生子秋夫，弥工其术，仕至射阳令。……秋夫生道度、叔向，皆能精其业。道度有脚疾不能行，宋文帝令乘小舆入殿，为诸皇子疗疾，无不绝验。位兰陵太守。宋文帝云：'天下有五绝，而皆出钱塘。'五绝即指杜道鞠弹、范悦诗、褚欣远模书、褚胤围棋、徐道度疗疾。道度生文伯，叔响生嗣伯。文伯亦精其业，兼有学行，倜傥不屈意于公卿，不以医自业。融谓文伯、嗣伯曰：'昔王微、嵇叔夜并学而不能。殷仲堪之徒故所不论。得之者，由神明洞彻，然后可至，故非吾徒所及；且褚侍中澄当贵亦能救人疾，卿此更成不达。'答曰：'唯达者知此可崇，不达者多以为深累，既鄙之，何能不耻之？'文伯为效与嗣伯相柈。……子雄亦传家业，尤工诊察，位奉朝请。……嗣伯字叔绍，亦有孝行，善清言，位正员郎，诸府佐，弥为临川王映所重。"[3]

徐文伯著有《疗妇人症》。文伯子雄，位兰陵太守，亦精医。北齐时的徐之才，乃雄之子，对方剂研究有素，大善医术，官至尚书令，封西阳郡王。其著有《伤寒准绳》8册、《疡医准绳》6册、《女科准绳》5册等，皆以补前书所未备，故仍以《证治准绳》为总名，惟其方皆附各证之下，与杂证体例稍殊耳。徐之才研制出十剂：宣、通、补、泄、轻、重、滑、涩、燥、湿也。宣可去壅，通可去滞，补可去弱，泄可去闭，轻可去实，重可去怯，滑可去著，涩可去脱，燥可去湿，湿可去滞。李时珍曰：滞，留滞也。湿热之邪留于气分而为痛痹、癃闭者，宜淡味之药上助，肺气下降，通其小便，而泄气中之滞，木通、猪苓之类是也；湿热之邪留于血分，而为痛痹肿注、二便不通者，宜苦寒之药下引，通其前后，而泄血中之滞，防己之类是也。经曰：味薄者通。云：不足者补之。又云：虚则补其母。生姜之辛补肝，炒盐之咸补肾，甘草之甘补脾，五味子之酸补肺，黄檗之苦补肾。又如茯苓之补心气，生地黄之补心血，人参之补脾气，白芍药之补脾血，黄蓍之补肺气，阿胶之补肺血，杜仲之补肾气，熟地黄之补肾血，芎䓖之补肝气，当归之补肝血，皆补剂也。重剂有四，有惊则气乱而魂气飞扬、如丧神守者；有怒则气逆而肝火激烈、病狂善怒者。并铁粉、雄黄之类以平其肝；有神不守舍而多惊健忘、迷惑不宁者，宜朱砂、紫石英之类以镇其心；有恐则气下、精志失守而畏如人将捕者，宜慈石、沉香之类以安其肾。大抵重剂压浮火而坠痰涎，怯自去矣。著者，有形之邪留著于经络脏腑之间也，便尿、浊带、痰涎、胞胎痈肿之类是矣，皆宜滑药以引去其留著之物，此与木通、猪苓通以去滞相类而不同。木通、猪苓，淡泄之品，去湿热无形之邪。冬葵子、榆白皮，甘滑之类，去湿热有形之邪，故彼曰滞，此曰著也。大便涩者，菠薐、牵牛之属；小便涩者，车前、榆白皮之属；精窍涩者，黄檗、蜀葵花之属；胞胎涩者，黄蜀葵子、王不留行之属；引痰涎自小便去者，则半夏、茯苓之属；引疮毒自小便去者，则五叶藤、萱草根之属。[4]

之才弟之范，官仪同大将军，亦以医名，至袭兄爵为西阳郡王。子敏，官太常卿，亦工医。后世称徐氏，为"七代世医"。

《南齐书·褚澄传》对徐嗣医术作了高度评价："时东阳徐嗣医术妙，有一伧父，冷病积年，重茵累褥，床下设炉火，犹不差，嗣为作治，盛冬月令伧父裸身坐石，启以百瓶水，从头自灌，初与数十瓶，寒战垂死，其子弟相守垂泣。嗣令满数，得七八十瓶后，举体出气如云蒸。嗣令撤床去被，明日立能起行，云此大热病也。又春月出南篱门戏，闻笪屋中有呻吟声，嗣曰：'此病其重，更二日不治必死。'乃往视，一姥称举体痛，而处处有黯黑无数。嗣还煮升余汤送令服之，姥服竟痛愈甚，跳投床者无数，须臾所黯处皆拔出，长寸许，乃以膏涂诸疮口，三日而复，云此名钉疽也。事验甚多，过于澄矣。"[5]

从隐居杭州的徐熙开始，徐氏医学世家可考的世系如下图：

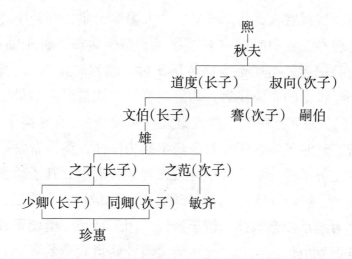

有关徐氏医学世家的成就已在朱德明《浙江医药史》专著中论及，此处免赘。不过，这个世家从第三代徐熙开始，子孙遍布大江南北，医学世传 8 代，著名者达 15 人，他们出入朝廷，为达官贵胄治病，奇效叠出。他们官秩很高，深受历代皇帝宠信。他们的医著以家族为计算单位，数量之多在当时占居全国首位，其中以徐文伯和徐叔向最多，医学世传的代数之多亦独领风骚。因此，寓居杭州的徐氏医学世家在中国医药学发展史上占有极其重要的地位，其代传医术的教育方法对后世影响深远。[6]

（二）姚氏医家学派

古人尝曰："医勿三世，勿服其药"。浙北有武康县（今德清），境内莫干山，风景秀丽，苕溪水系潺流向东，气候宜人，物产丰富，文人墨客云集，医药学亦起源较早，北周时即有名医姚氏，精研典籍，善于临床，自菩提起，至姚最少已传历3世，堪称"世医"。姚氏医学世家的主要代表人物是姚菩提、姚僧垣和姚最祖孙3代。姚菩提南朝梁代武康人（今德清），官至高平令，曾在幼时患病多年，对医药学颇为倾注，梁武帝常诏他讨论方术医药学，言中肯綮颇得武帝器重。其子姚僧垣（公元499～583年），《武康县志》作僧坦，字法卫，24岁时继承父亲衣钵，精于辨证，用药精细。南朝梁武帝常召见他讨论医药，他酬答无滞，颇得武帝的青睐。梁武帝病发热，欲服大黄，僧垣视其年高体虚而谏曰：大黄快药，不宜轻服，帝勿从而致危笃。532年，他解褐临川嗣王国左常侍。539年，他被任为骠骑庐陵王府田曹参军。543年，他还兼任殿中医师。545年，转领太医正，加封文德主帅、直阁将军。武帝发热想服大黄，他说："大黄乃快药，然至尊年高，不宜轻用。"梁武帝没有遵循医嘱，使病情加重。尔后，元帝患"心腹疾"，诸医皆议宜用平药，逐渐疏通，僧垣则主张脉洪而实，此有宿食，非用大黄，必无差理。元帝进汤，果下宿食而愈。虚实辨证析至精，用药果断，效皆神奇。荆州刺史伊娄穆，患奇疾，自腰至腹如有"三缚"，两脚缓纵不能自持，众医治之罔效，乃邀僧垣诊，曰："湿热困脾，必素嗜厚味也。"乃为处汤3剂，服之"三缚"松懈，又为之合散1料，谓伊刺史曰："服后当得两脚屈伸，但终需俟霜降后，此疾乃愈"。后，果然。此断病须知时令、节气，明运气、胜复之理也。周武帝天和元年（公元566年），有大将军乐平公窦集，暴感风疾，精神瞀乱，无所觉知，诸医先诊者皆曰："已不可救"。僧垣至，审视良久，而谓："斯症困则困矣，终当不死。"为合汤剂，灌之立瘳。此决生死于顷刻之间。周武帝建德四年（公元575年），高祖亲戎东讨，患疾，口不能言，睑垂复，目不复瞻视，一足短缩不得行。僧垣诊察后认定"诸脏俱虚，不可并治。军中之要，莫先于语"。处方进药，帝遂得言；又治目，疾便愈；末治足，疾亦瘳。此治病当分初、中、末也。大象二年（公元580年）除太医下大夫，他著有《集验方》12卷，该书被收入日本《本朝书目》中。[7]这是浙江最早的一部外科专著，惜已亡佚，但《外台秘要》中引有其部分内容。《集验方》记载了当时对痈疽的独特治疗方法，如指出对痈的治疗要切开排脓，切口应在痈疽的下方，并要注意引流。对石痈（骨肉瘤）与瘰疬、痈和瘤的鉴别诊断也颇有独到见解："发痈坚如石，走皮中无根，瘰疬也。……发痈至坚而有根者，名为石痈"；"发肿以渐知，长引日月，亦不大热，时时牵痛，瘤也，非痈。……发肿都软，血瘤也。"《北周书》称誉姚氏："僧垣医术精妙，为当时所推，前后效验，不可胜记。声誉既盛，远闻边服。至于诸番外域，咸请记之。"可见姚氏当时名声广播，影响深远。他是那个时期中仅见的"三朝元老"，在中国医学史上占有一定的地位。

《周书》对姚菩提、姚僧垣的医药生涯作了详细的介绍："姚僧垣，字法卫，吴兴武康人，吴太常信之八世孙也。曾祖郢，宋员外散骑常侍、五城侯。父菩提，梁高平令，尝婴疾，历年乃留心医药。梁武帝性又好之，每召菩提讨论方术，言多会意，由是颇礼之。僧垣幼通洽，居丧尽礼。年二十四，即传业家。梁武帝召入禁中，面加讨试，僧垣酬对无滞。梁武帝甚奇之。大通六年（公元534年），解褐临川嗣王国左常侍。大同五年（公元539年），除骠骑庐陵王府田曹参军。九年（公元543年），还领殿中医师。时武陵王所生葛修华，宿患积时，方术莫效。梁武帝乃令僧垣视之。还具说其状，并记增损时候。梁武帝叹曰：'卿用意绵密，乃至于此，以此候疾，何疾可逃？脱常以前代名人多好此术，是以每恒留情，颇识治体。今闻卿说，益开人意。'十一年（公元545年），转领大医正，加文德主帅，直合将军。……乃大军克荆州，僧垣犹侍梁元帝，不离左右，为军人所止，方泣涕而去。寻而中山公护使人求僧垣，僧垣至其营。复为燕公于谨所召，大相礼接。太祖又遣使驰驿徵僧垣，谨故留不遣。谓使人曰：吾年时衰暮，疹疾婴沉。今得此人，望与之偕老。太祖以谨勋德隆重乃止焉。明年随谨至长安。武成元年（公元559年），授小畿伯，下大夫。……天和元年（公元566年），加授车骑大将军，仪同三司。……六年（公元571年），迁遂伯中大夫。……其后复因召见，帝问僧垣曰：'姚公为仪同几年？'对曰：'臣忝荷朝恩，于兹九载。'帝曰：'勤劳有日，朝命宜隆。'乃授骠骑大将军开府仪同三司。又敕曰：'公年过县车，可停朝谒，若非别敕，不劳入见。'……比至华州，帝已痊复，即除华州刺史，仍诏随入京，不令在镇。宣政元年（公元578年），表请致仕，优诏许之。……及（宣帝）即位，恩礼弥隆。常从容谓僧垣曰：'常闻先帝呼公为姚公，有之乎？'对曰：'臣曲荷殊私，实如圣旨。'帝曰：'此是尚齿之辞，非为贵爵之号。朕当为公建国开家，为子孙永业。'乃封长寿县公，邑一千户。册命之日，又赐以金带及衣服等。大象二年（公元580年），除太医下大夫。帝寻有疾，至于大渐。僧垣宿直侍。帝谓随公曰：'今日性命，唯委此人。'僧垣知帝诊候危殆，必不全济。对曰："臣荷恩即重。思在效力，但恐庸短不逮，敢不尽心。帝颔之。乃静帝嗣位，迁上开府，仪同大将军。隋开皇初（公元581年），进爵北绛郡公，三年（公元583年），卒，时年八十五。……赠本官加荆胡二州刺史。僧垣医术高妙，为当世所推，前后效验，不可胜记。声誉暨盛，远闻边服，至于诸蕃外域，咸请托之。僧垣乃搜采奇异，参校徵效者为集验方十二卷。又撰行记三卷，行于世。"[8]

当然，从姚僧垣的医事活动中我们得知当时一些内科疾病，如发热，"梁武帝尝因发热，欲服大黄。僧垣曰：'大黄乃是快药，然至尊年高，不宜轻用。'"如心痛"宣帝初在东宫，常苦心痛，乃令僧垣治之，其疾即愈。帝甚说。"如痢疾，"大将军、永世公叱伏列椿苦利积时，而不疾朝谒。燕公谨尝僧垣曰：'乐平永世，俱有痼疾，若如仆意，永世差轻。'对曰：'夫患有深浅，时有克杀。乐平虽困，终当保全，永世虽经，必不免死。'谨曰：'君言必死，当在何时。'对曰：'不出四月。'果如其言，谨叹异之。"如水肿，"襄乐公贺兰隆先有气疾，加以水肿，喘息奔急，坐卧不安，或有劝其决命大散者，其家疑未能决，乃问僧垣。僧垣曰：'意谓此患不与大散相当，若欲自服，不烦赐问。'因而委去，其子殷勤拜请，曰：'多时抑屈，今日始来，竟不可治，意实未尽。'僧垣知其可差，即为处方，劝使急服，便即气通，更服一剂，诸患悉愈。"如风疾，"大将军乐平公窦集暴感风疾，精神瞀乱，无所觉知，诸医先视者，皆云已不可救。僧垣后至，曰：'困则困矣，终当不死，若专以见付，相为治之。'其实忻然，请受方术。僧垣为合汤散，所患即瘳。"如口不能言，"建德四年（公元575年），高祖亲戎东讨，至河阴遇疾，口不能言；睑垂覆目，不复瞻视；一足短缩，又不得行。僧垣以为诸藏俱病，不可并治，军中之要，莫先于语。乃处方进药，帝遂得言。次之又治目，目疾便愈。末乃治足，足疾亦瘳。"如两脚缓纵，"金州刺史尹娄穆以疾还京，请僧垣省疾。乃云：自腰至脐，似有三缚，两腿缓纵，不复自持。僧垣为诊脉，处汤三剂。穆初服一剂，上缚即解；次服一剂，中缚复解；又服一剂，三缚悉除。而两脚疼痹，犹自挛弱。更为合散一剂，稍得屈伸。僧垣曰："终待霜降，此患当愈，及至九月，遂能起行。"（《周书·姚僧垣传第39》）如决生死，"建德三年（公元574年）文宣太后寝疾，医巫杂说，各有异同，高祖御内殿，引僧垣同坐，曰：'太后患势不轻，诸医并无虑，朕人子之情，可以意得。君臣之义，言在无隐。公为何如？'对曰：'臣无听声视色之妙，特以经事已多，准之常人，窃以忧惧。'帝泣曰：'公既决之矣，知复何言。'寻而太后崩。""是岁（公元578年）高祖行幸云阳，遂寝疾，乃召僧垣赴行在所，内史柳升私问曰：'至尊贬膳日久，脉候何如？'对曰：'天子上应天心，或当非愚所及，若凡庶如此，万无一全。'寻而帝崩。"[9]

姚僧垣的次子姚最医术精湛，曾仕太子门大夫，天和中（公元566～571年）始受家业，10多年的苦读尽得姚家医术堂奥，奉敕习医业，尽其妙，治病救人多有灵验，著有《本草音义》。其墓在武康石城山，现称城山。《周书》亦记载了姚僧垣次子姚最："最幼在江左，迄于入关，未习医术。天和中（公元 566 ~ 571 年）齐王宪奏高祖遣最习之。……最于是始受家业，十许年中，略尽其妙。每有人造请，效验甚多。"[10]

二、医药学家及医著

三国两晋南北朝时期，浙江医家辈出，既有医学世家，又有达官贵胄；既有文豪及艺术大师，又有宗教领袖人物，共同推动浙江医药学向前迈进。

杭州：徐熙、徐秋夫、徐道度、徐叔向、徐文伯、徐謇、徐嗣伯、杜京产。萧山：许询。於潜：张道陵。余姚：虞翻、虞悰、虞世南。海宁：顾欢。武康：姚菩提、姚僧垣、姚最。湖州：陆修静、何佟之、何聪。会稽：孔氏医学世家、王羲之。嵊县：于法开、赵广信、胡圣。上虞：王弘之、嵇康、谢灵运、孙溪叟。东阳：徐嗣、范汪。天台：白云先生、智顗。

三国两晋南北朝时期，著名的医药学家当推魏国时人王弘之，字方平，上虞人，自幼丧父，由外祖父抚育；从祖父，即晋大书法家王羲之。王氏敏颖过人，很受从叔王献之及太原王恭等所器重。初仕晋，为司徒主薄，性好山水，不愿为官。晋亡宋兴，屡召，皆不就。家住会稽上虞，曾著有采药书。王氏曾在上虞沃川，靠山傍水之处，依岩筑有室居，隐居于此。同时的文人如谢灵运、颜延之，甚钦重之。他精通内科，著书采药。宋文帝元嘉四年（公元427年），王氏病卒。

浙江有关外科医疗活动大约出现于南北朝之际，最早的外科医生当推上虞人孙溪叟。孙氏初为家奴，南朝宋文帝元嘉初年（公元424年）逃入建安，后行医民间。孙氏对疮疡有独特疗法，凡疮疡流血不止者，应手即止，疮疡敛口而愈。孙溪叟，南北朝时上虞人。初为人家奴，及长，谙幻术，南朝宋文帝元嘉初年（公元424年），入建安，为治中（州刺史之佐吏）。后行医民间，善疗宿疾，治头风如神；治疮疡有特异法，对外科疮疡，有特异疗法，凡疮疡流血不止者，应手即止，疮疡亦愈。治疾兼授养生、延寿之法。元嘉十二年（公元435年），值孙氏游长山（今济南），为家主人所获。旋又叛逃，出游外地。

南朝宋"范叔孙，钱塘人，少而仁厚，周穷济急。里人疾病，必躬往恤疗，或贫无药饵馈粥资皆给之，不吝。全活甚众。岁饥民多疾疫，里有父母兄弟同时死者，数家丧尸，经日不收，亲邻畏远，莫敢营视。叔孙悉备棺椁，亲往殡瘗。乡曲贵其义行，莫有呼其名者。宋孝建初（公元454~456年），除竟陵王国中军，不就。"[11]

杜京产，字景齐，钱塘人。精通文学儒教，专攻黄老，医术高明。[12]

沈若济，洞元大师，字子舟，远祖仕吴越钱氏，遂居钱塘。于元真观出家，年十三试经为道士，兼通诸家百氏之书，尤精于医，游茅山居。崇禧观延康殿学士、王汉之帅。建康即茅山筑室，为洞阳庵以处之。师乃出囊中金，大市药以济病者。徽宗闻其名再诏。乃起馆于龙德宫，数月以疾辞，赐道官及金言符。绍兴初，尸解于故庵。[13]

东晋白云先生，天台人。《洞天福地》载：天台灵墟，乃白云先生隐处，或云即紫真（一作子贞）。《世说》载：王右军得笔法于白云先生，则白云先生，当属晋时人。白云精于医，著有《髓签三命血脉论》3卷，《服食精义论》3卷，可见《国史·经籍志》。

南朝齐代东阳人徐嗣医术高明，有位贫病老翁，患大热病，床下燃炉，床上被褥厚盖也觉得寒冷。徐氏在盛冬之际请患者裸体坐在石上，用数十瓶水从头浇灌，患者寒战垂死，等浇到70多瓶后，患者全身散发出热气，徐嗣令撤床去被，第二天痊愈了。又有一位老妇全身疼痛难熬，患钉疽，徐嗣请她服下汤药，老妇疼痛更加厉害，不一会"黯处皆拔出，长寸许"，徐氏用药膏涂在疮口上，3日后康复。

东阳太守范汪，善医术，常恩恤百姓，撰写《范汪方》170多卷，在伤寒、外科方面很有专长，对患者不问贵贱，一律治疗。湖州人何佟之医术高超，503年去世时，梁武帝特诏赠黄门侍郎，著有《礼议》100多篇，儿子何聪继承医业。[14]胡圣，南北朝时齐人，三国道家赵广信弟子。据《嵊县志》记载：尝居鹿门山之南，为九州峰的别峰，山势如鸾凤迥翔，圣垒石炼丹于其间。传说圣于此羽化，里人筑翔鸾馆以祀之。

华佗曾在浙江行医，东阳县陈叔山的2岁小儿子腹泻，早间啼哭不止，渐渐瘦弱疲困。询问华佗，华佗说："他的母亲怀孕，阳气生养于体内，未能达到体表，致使乳汁气虚偏冷，孩子得到母亲的寒气，所以使他不能应时而痊愈。"华佗给他四物女宛丸（丸药名），十日即病除。[15]

据2009年5月13日《钱江晚报》报道，浙江桐庐籍华权炳，华佗第62代传人，现美国耶鲁大学硕士研究生叙述："2001年，我爷爷将一本华佗家族流传下来的医书《骨伤科》传给我。《骨伤科》的作者是周龙飞，汉代侠客，华佗的朋友。他擅长点穴，常在华佗做手术时通过点穴麻醉病人，方便手术。这本书是周龙飞与华佗相互切磋后一起整理成册，专用于治疗骨伤科疾病。书原来有两本，一本点穴，一本放穴（解穴），现只存放穴一本。另一本被强盗抢走。事出南宋时期，华氏家族为了保护赵构南下，途经太湖流域时，遭到强盗抢劫，我家一个丫头和这两本书都被抢走。后来那个丫头成了强盗的压寨夫人，她几经波折，辗转偷回了现存这本医书，才得以一直流传至今。《骨伤科》传了好几代，每传一代都要抄一遍。到我爷爷一代，还特请当时江南第一笔手抄一本，就是现存这本较破的医书。"如这本《骨伤科》医书确实传承有序，医方疗效显著，则极具中医临床诊断治疗价值，折射出华佗医家流派高超的骨伤科水平，对浙江富阳、桐庐一带的人民的医疗卫生保健事业有过贡献。

虞翻（公元164～233年），字仲翔，三国时会稽余姚（今浙江余姚县）人。性忠直不阿，仕于吴，以功曹升骑都尉。因直谏忤吴主孙权，流配丹阳泾县。大将吕蒙欲救之，诈称患疾，因翻兼精医术，请使翻从征，始得释。翻直谏如初，不久复流配交州，十余年不得复起，卒于流所。

虞悰（公元435～499年），字景豫，南北朝宋、齐间会稽余姚（今浙江余姚县）人，宋黄门郎虞秀之之子，悰宋末亦官至黄门郎。齐武帝（萧颐）在野时，悰待之甚厚，武帝即位，委以高官。永元元年（公元499年）卒，时年65岁。其家产饶富，衣服侈华，尤精于调味配膳之法，齐武帝亦至其家求食。武帝曾求其《饮食方》，竟秘而不出。武帝酒醉体不快，悰只献"醒酒鲭鲊"一方而已。

虞世南（公元558～638年），字伯施，南北朝至唐初越州余姚（今余姚）人，陈太子中庶子虞荔次子。世南性格沉静寡欲，笃志勤学，以书法知名于世。唐初为太宗所礼重，官至秘书监，赐爵永兴县子。辑有《养生必用要略方》16卷，今未见。

三、文豪与医药学

（一）嵇康与医药学

魏晋南北朝时期，在上层士族和文人墨客中出现了一些文豪。出生于上虞县的三国魏末正始末年"竹林七贤"之一的嵇康，是一代文豪，他的文辞十分壮丽，又精通养生学，是一个令众人仰慕的风流人士。嵇康作为曹操的孙女婿，早年从政，官至中散大夫，所以人们也称他"嵇中散"。他秉奉儒家纲常之说，向往公正有序的社会，憎恨犯上作乱，可偏偏曹操的长子曹丕篡夺了汉献帝的皇位，这给秉承儒家道德规范的嵇康带来了莫大的痛苦。精神的苦闷和命运的煎熬最终使他放弃了世俗生活，躲到深山老林里修炼养性。他从小就喜欢吃药饵来保健身体，如今隐居的深山中遍地是药材，这令嵇康欣喜不已。他养了一群仙鹤，并常常外出采药，他身材硕长，动作敏捷，健步如飞。"尝采药游山泽，会得其意，忽然忘反。"[16] 时间一长，在附近的礁夫和猎户中传说有一个仙人经常骑着仙鹤在山中采药，人们对此深信不疑，因为他们经常听到嵇康的长啸。他们认为这么好听的长啸只有仙人才发得出。大书法家、权臣钟会正苦于想结识名士嵇康而不得，听说终南山里有个世外高人善于长啸，高兴地说，我终于找到中散大人啦！因为嵇康的长啸早就誉满京师。

嵇康崇尚老庄，讲求养生服食之道，强调万物都是禀受元气而产生，"元气陶铄，众生禀焉。"他认为人和物乃是受天地阴阳二气的作用孕育而成，"浩浩太素，阳曜阴凝。二仪陶化，人伦肇兴。"而宇宙万物的发生发展，则是自然界自身运动和变化的结果，"天地合德，万物资生；寒暑代往，五行以成。章为五色，发为五音。"在他所撰《养生论》中，阐述了神仙、上寿、异气、异养、性命等养生观点："世或有谓神仙可以学得，不死可以力致者，或云上寿百二十，古今所同，过此以往，莫非妖妄者，此皆两失其情，试粗论之。夫神仙虽不目见，然记籍所载，前史所传，较而论之，其有必矣，似特受异气，禀受自然，非积学所能致也。至于导养得理，以尽性命。"

他继承了老庄的养生思想，颇有实践经验，他的《养生论》是中国养生学史上第一篇较全面、较系统的养生专论。后世养生大家陶弘景、孙思邈都借鉴他的养生思想。后来被唐朝医学家孙思邈收录于《千金要方》内。书中的理论被称为"养生五难"说。嵇康又论：

"采薇山阿，散发岩岫，永啸长吟，颐神养寿。"[17]

《嵇康集》10 卷书中，每篇含有养生之理，提出"越名教而任自然"的养生观点。在他的重要著作《养生论》中，他以导养得理可寿的总论点，精辟阐述了以下 4 个观点：

其一，形神兼养，重在养神。他指出"精神之于形骸，犹国之有君也。"而中医学也认为人以神为根本，神灭则形灭。嵇康抓住了养生的根本。

其二，养生要重一功元益，慎一过之害，全面进行。嵇康认为万物禀天地而生，后天给予的养护不同，寿命也不尽相同，勿以益小而不为，勿以过小而为之，防微杜渐，提早预防，积极争取长寿。

其三，若不注重养生，耽声色，溺滋味，七情太过，则易夭折。"夫以蕞尔之躯，攻之者非一涂；易竭之身，而内外受敌，身非木石，其能久乎"？

其四，养生者要有信心，坚持不懈，否则就不易有效。还要以善养生者为榜样，积极吸取好的养生方法，清心寡欲，守一抱真，并"蒸以灵芝，润以醴泉，晞以朝阳，缓以五弦"，就可以"与羡门比寿，与王乔争年"。他身体力行，其友人曰："与康居二十年，未尝见其喜愠之色"。

魏晋之时，养生之学大兴，但社会上有两种相对立的思想存在：一是认为修道可成仙，长生不老；二是认为"生死全由天，半分不由人。"嵇康针对这种现象，指出神仙不可能，如果导养得理，则安期、彭祖之论可及的科学看法。嵇康崇尚老庄，讲求养生服食之道。南宋高宗皇帝赵构醉心书法，初学米芾、黄庭坚，后专攻二王，中年改学六朝古体，尤宗法隋朝智永，终自成一家，提携和影响了南宋一代书风。绍兴十八年（公元1149年），他在德寿宫书写《嵇康养生论》卷，后有德寿御书印。此卷是其晚年为太上皇时的典型书风，同时其内容也反映了其颐养天年时平和悠闲的心境。该卷为纸本，高23.5厘米，长602.8厘米，真、草各书一遍，共2 836字，以朱丝栏界行，每行11字。楷书端庄敦正，捺笔稍肥厚。草书则温婉淳熟，自有一种从容敦厚之气，与智永《千字文》风格相近，该书卷现庋藏于上海博物馆。他虽因政治原因40岁仙逝，赵构的书法作品从另一侧面佐证了嵇康在中国养生学上占有重要地位。

（二）王羲之与医药学

比嵇康稍迟一些的王羲之（约公元303～361年）是我们熟知的大书法家，同时也是一个喜好游仙和养生的人。他又与道士许迈共修服食，采药石不远千里，遍游东诸中诸郡，穷诸名山，泛沧海。[18]他的养生理论和他那幅被称为"天下第一行书"的《兰亭序》一样，讲

究不愠不火。王羲之认为饲养活泼可爱的动物，可以陶
冶心情，而心情好则得以长寿，即乐观豁达的心态比药
石针灸更利于健康。

平时他们以书法作为心情的调剂，两人书法真、
草、行诸体无所不精，王羲之更有"书圣"的美誉。在
子孙中，王羲之最得意的从孙叫王宏之，他把自己的书
法和养生经验传授给这个从孙，王宏之精通书法，曾写
有采药书籍，受到后人的敬重。

（三）谢灵运与医药学

诞生于会稽始宁（今上虞）的谢灵运是集道学、文
学、医药学于一身的杰出代表。作为东晋权臣谢玄的嫡
孙，谢灵运一向热衷于政治。刘裕篡夺东晋政权，建立
刘宋王朝后，谢灵运被排挤出中央。423 年，他带着一
肚子怨气外出任永嘉太守，在任内他消极怠工，整天游
山玩水，受郁闷心情的压迫和青山秀水的激发，谢灵运
创伤出大量的山水诗，成为中国山水诗的鼻祖。他时常
把在旅途中发现的草药带回家，种在自己的花园、菜园
中，不断研制新的药丸。我们无须怀疑谢灵运的毅力和
创新能力，他曾别出心裁地发明了登山鞋"谢公屐"。
他的《山居赋》就是自己长年耕种中草药并加以研习的
生活写照。谢灵运传中记载本草药材："山泽不一，靁
桐是别，和缓是悉，参核六根、五华、九实、二冬，并

称而殊性，三建异形而同出，水香送秋而擢蒨，林兰近
雪而扬猗，卷柏万代而不殒，茯苓千岁而方知，聊映红
葩于绿带，茂素蕤于紫枝，既住年而增灵，亦驱妖而斥
疵。"[19]谢灵运特别留意配制有利于养生和长寿的草药，
并希望通过服用这些保健药品来条理心绪、延年益寿。
遗憾的是，在谢灵运48岁时，他参与的推翻刘裕政权
的秘密行动被政府发觉，最终在广州被杀害，他配制药
丸的方子也大多失传。

第三节　临床医学

一、内外妇儿疾病的治疗

306年，绍兴谢真生了头特大、脚掌翻上、男女生
殖器具备、音质男性的畸型儿，第二天就夭折。南朝齐
国辖区湖州胎产畸形："永明五年（公元487年），吴兴
东迁民吴休之家女人双生二儿，胸以下脐以上合。"[20]

在《三国志·魏书》中记载了一则浙江东阳内科下
痢病案："东阳陈叔山小男二岁，得疾下利，常先嗁，
日以羸困。问佗，佗曰：'其母怀躯，阳气内养，乳中
虚冷，儿得母寒，故令不时愈。'佗与四物女宛丸，十
日即除。"这说明神医华佗医技高超，诊断后认为母亲
怀孕，阳气生于体内，未能达到体表，致使乳汁气虚偏

冷，婴儿得了母体寒气，小孩没能及时治愈，华佗给小孩服药，10天后病除，可见当时医治痢疾已有一定水平。[21]

《南齐书·杜栖传》中记载了传染病赤斑病："建武二年（公元495年），剡县（今嵊县）有小儿年八岁，与母俱得赤斑病。母死，家人以小儿犹恶，不令其知，小儿疑之。问云：'母尝数我病，昨来觉声羸，今不复闻，何谓也？'因自投下床，匍匐至母尸侧，顿绝而死。"[22]

《南齐书·韩灵敏传》中记载了内科病癞病："又会稽人陈氏有三女无男，祖父母年八九十老耄无所知，父笃癞病，母不安其室。"[23]

《南史·张融传》记载针灸治疗疾病："尝夜有鬼呻吟声，甚凄怆，秋夫问何须？答言：'姓某，家在东阳，患腰痛死，虽为鬼，痛犹难忍，请疗之。'称夫云：'何厝法？'鬼请为刍人，案孔穴针之。秋夫如言，为灸四处，又针肩井三处，设祭埋之。明日见一人谢恩，忽然不见，当世伏其通灵。"[24]

《南史·齐本纪》记载火灸治疗疾病："是岁有沙门从北赍此火而至，色赤于常火为微，云以疗疾，贵贱争取之，多得其验。二十余日都下大盛，咸云圣火，诏禁之不止。火灸至七炷而疾愈。吴兴丘国宾密以还乡，邑人杨道庆虚疾二十年，依法灸即差。"[25]

《南史·顾欢传》记载，顾欢（公元390～453年），字景怡，又字玄平，海宁人。事黄老道，解阴阳书，为数术多效验。治疗驱邪"山阴白石村多邪病，村人告诉求哀，欢往村中为讲老子，规地作狱，有顷狐狸鼍鼍，自入狱中者甚多，即命杀之，病者皆愈。又有病邪者问欢，欢曰：'家有何书?'答曰：'唯有孝经而已。'欢曰：'可取仲尼居置病人枕边，恭敬之，当自差也。'而后病者果愈。后人问其故，答曰：'善禳恶，正胜邪，此病者所以差也。'"[26]

《北史·邢劭传》记载奖励生育："旧格生二男者，赏羊五口，不然，则绢十匹，仆射崔暹奏绝之。邵云：'此格不宜辄断。勾践以区区之越，赏法生三男者给乳母，况以天下之大，而绝此条!'"[27]

北周，越州兵曹柳崇忽疡生于头，呻吟不可忍。于是召术士夜观之，云："有一妇女绿裙，问之不应，在君窗下，急除之。"崇访窗下，止见一瓷妓女，极端正，绿瓷为饰。遂于钱臼捣碎而焚之，疮遂愈。[28]

二、眼科疾病的预防

《太平寰宇记》载："梁昭明太子，以葬目丁贵嫔，被宫监鲍邈之，不能自明，遂惭愤不见帝（武帝），来临安东天目山禅修，取汉及六朝文字遴之，为《文选》二十卷，取《金刚经》，分为三十二节，心血以枯，双目俱瞽。禅师志公，导取石池水洗之，一目明；复于西天目山取池水以洗之，双目皆明。不数年，帝遣人来迎，兵马候于天目山之麓，因建寺为等慈院。"天目山今有太子庵、洗眼池、昭明峰等名胜遗迹，而昭明太子取天目山池中之水洗眼复明的故事更是被民间津津乐道，天目山下天目山药业生产的天目山牌珍珠明目滴眼液沾其神秘的色彩，使它也成为天目山历史文化的传承者。

第四节　药　学

一、药材种植

从宋朝以前药物种植情况来看，药材种植似乎是粮食生产的附庸，不占什么地位。在官僚士大夫、地主的住宅附近花园里种植花草，其中如芍药的根、牡丹的皮，都可以入药。有些达官贵胄或文人在花园或菜园里也荷锄植药。饶有兴趣的是浙江籍大文豪谢灵运在《山居赋》中记载了自己种植中草药并加以研究的史实，谢灵运始宁庄园中（今上虞）产有30多种药材。一代佛教宗师智𫖮与僧人慧绰在天台山上种植巨拾像草药。[29]这些都开启了浙江省人工培植药材的先河。

许询，河北高阳人，东晋咸和年间（公元326~334年），为避乱南渡隐居萧山百药山。百药山又名镜台山、笔架山、白石山，位于萧山城西南90里、楼塔村西南8里处，海拔600公尺，与富阳县接壤。据民国三年（公元1914年）《萧山县志稿》载："许询修炼之所，岩曰元度岩，唐王勃过之刻诗于上，水干石露，乃见其迹。"百药山西边主峰，削壁千仞，虬松盘绕。攀登而上，可见许询隐居的石屋（土名神仙屋）、炼丹间（仙人洞岩）仙人石、棋盘石均在。他曾云游炎县（今嵊县）、越州（今绍兴）等地。后客居永兴（今萧山）。"舍宅祇园，采掘草药炼丹"，建第于萧然山，复移居于古林参天的北干山麓，行医治病，造福庶民。晚年不堪尘世纷扰，广搜奇花异草，隐居镜台山种植名贵药材，合药炼丹，百药山因而得名。1000多年来，得天独厚，生生不息。草医、樵夫为生计而入山采掘者众多，诸如白术、石斛、何首乌、天门冬、枸杞子、百合、黄精、丹参、威灵仙、鸡血藤、茯苓等多被采挖。近年亦发现人参。其有动物摄龟偶然看到，九节兰、罗汉松等屡见不鲜。许询医术神奇，踪如闲云野鹤，人间便形成神话：相传在棋盘石上有两仙对弈，7昼夜难分难解，一神仙展臂伸腿，舒筋活络，不慎颠倒所背葫芦，药材种子遍撒山上，神仙腾空而去，百药山因而盛产药材。

药物产地对于疗效有着一定的影响，由于土壤、气候、阳光、水分等自然条件各地不尽相同，甚至差别很大，且各种药用植物和动物为了适应生长地的自然环境，其布局也具有一定的地域性。在古代，由于历史条件的限制，对于异地药物的引种或驯化问题，尚未能得到满意的处理方法，因而往往变种，乃至降低疗效。即使分布较广的药物，也由于上述原因，各地所产，其质量规格颇不一致。经过长期观察和比较，认为某药以某地产者为正品如四川的黄连、苦楝子；广东的陈皮；东北的人参、细辛、五味子等。因此，习惯上多重视"道地药材"。中药材强调道地是颇具科学性的，梁·陶弘景在《本草经集注》中即告诫人们："草诸药所生，皆的有境界。……自江东以来，小小杂药，多出近道，气力性理，不及本邦。假令荆、益不通，则全用历阳当归、钱塘三建，（注：三建指天雄、附子、乌头。陶氏以三物俱出建平，故名。）岂得相似。所以疗病不如往人，亦当缘此故也。蜀药及北药，虽有去来，亦复非精者"。但陶氏提出的这些问题，由于当时国家处于分裂局面，交通和学术交流为之阻隔，这方面系统经验和提高总结受到很大影响。

据《本草纲目拾遗》记载，仙姑莲"出台州仙居县，邑人相传吴魏时蔡经居此，故以名邑。王方平曾偕麻姑降其宅，今遗址犹存，其地产莲，精如鸡距，皆作连珠形，皮色青黄，光洁无毛，味大苦寒，拆之有烟，色如赤金者佳。疗火症更捷于川产者，马药非此不可。"[30]

　　磐安种植、加工中药材历史悠久，源远流长。据清道光《东阳县志》载：南梁昭明太子萧统于527～530年避谗隐居大盘山，辟药园种药，后世尊为"盘山圣帝"，建昭明院，塑造金身以志纪念，现尚有"药园"地名。磐安药材种植从南朝开始，药材加工相应诞生。著名的"浙八味"药材，其中白术、元胡、浙贝母、玄参、白芍等五味药材也产于磐安，当地人俗称"磐五味"。另据文献载，唐天祐年间（公元904～906年），始种元胡。北宋绍圣元年（公元1094年），始种白术，白术加工也始行；南宋1135年，白云山产白芍名贵价高，俗称该山为"白银"山；明隆庆《东阳县志》载：唐末境内已种元胡，宋代盛产白术、白芍、玄参等，有"药乡"之称，对白术、白芍、玄参的加工已具相当水平；清末，始产东贝，主产于新渥、冷水。民国元年（公元1912年），磐安中药材丰收，各地药商不断进山，有"万国皆来市"之称。

　　永嘉郡青田村至松阳县所经山路黄成林，黄檗连覆地，"土人常伐之"，采药人的足迹遍布深山峻岭。

二、制药工具

东晋以来，从出土文物来看，有晋朝越窑青瓷研钵等，都是调剂药物和保管药物的工具，说明在晋朝浙江已有中药的制作和经营活动。浙江著名的越窑已炼制药壶等医药卫生口齿在日本帝室博物馆内陈列着1只魏晋南北朝时期的越窑药壶，它是由唐朝僧侣赴日本时带去，后由法隆寺盛香药献纳日本皇宫。该壶高8.7寸、口径4.5寸、圆周2.38尺，四耳，口盖用古代锦，外表涂着灰青绿色的青瓷釉，腰部以下露出破风形的器地，口上严紧，底平，自古传到日本的越州窑中以这只药壶式样最古雅。

第五节　卫生习俗及疫疠流行

一、卫生用具

古代人们除了佩带香囊外，还在室内焚烧香药，香药气味芳香，有良好的辟秽防病、空气消毒的作用，对致病菌或病毒有抑制及杀灭作用。室内焚香的器具主要是熏炉，又称香熏、香炉等，是我国民间广泛运用，以调节空气、祛秽除浊的卫生用具，客观上可达到防疫目的。

　　近年，考古工作者发现三国时上虞县的窑场达 30 多处，两晋的窑场达 60 多处，发掘的医药卫生用品较多，有越窑青瓷研钵、盥洗器、卫生用具和殡葬冥器。晋代瓯窑生产洗、水盂、虎子（小便器）、殡葬用的水井，德清窑生产熏炉、（熏炉在古代是一种卫生用具，用熏炉焚香既可除室内恶秽气味，又可驱赶蚊蝇。）虎子。

　　1960 年，在杭州老和山东麓发现的晋兴宁二年（公元 364 年）墓中就出土了德清窑的产品，与卫生习俗有关的有熏炉、唾壶等。1995 年 11 月，杭州祥符花园岗出土了西晋青瓷三足洗。1990 年，在建德富春江镇发掘了一座晋朝时期的墓葬，出土了不少精美的青瓷，吐痰盛器四系水盂就是其中珍贵的一件。1989 年，杭州康桥谢村征集的两晋青瓷蛙形水盂。1999 年，杭州市半山石塘六号墓出土的六朝越窑青瓷唾壶，盘口，短束颈，腹部扁圆，腹径略大于口径，是六朝时期的典型器物。金华的西晋墓中还出土了唾壶。

　　三国末期西晋初期，上虞越窑进入了发展史上第一个繁荣期，已发现三国窑址达 30 多处。这些窑址主要分布在上浦镇夏家埠村的帐子山、鞍山，石浦村的大陆岙、小陆岙，胡家埭村的石门槛，昆仑村的田螺山、小坞村的平南山、华山，大善村的前山，徐湾村的里庵基，庙基湾村的下蕴以及百官街道外严九浸畈、回龙山，驿亭镇的横塘庙山等。这时期器物种类比东汉时期更为丰富，不但增加了日常用器的新品种，而且还出现专供随葬用的冥器。常见的与医药卫生有关的器物种类有洗、唾壶、虎子等，以及专供随葬用的卫生用具畚箕等。

上虞蒿坝狗项颈山一座小型三国时期吴国墓中，出土20件多青瓷器，有水井、畚箕等。西晋越窑青瓷器形与医药卫生有关的有洗、熏炉、唾壶、虎子等。东晋南朝时期常见与医药卫生有关的器形有洗、虎子、唾壶、熏炉等。

2000年7月，上虞市小越镇驮山出土青瓷点彩香熏，西晋时器皿。通高17.5厘米，盘口径15.4厘米，盘底径11厘米。器物由焚香熏冈炉和三足承盘组成，熏炉呈球形，顶部开一小口，上置瓜形小珠。腹部自上而下有四组三角形镂孔，内缘呈锯齿状。熏炉及承盘点褐彩，通过施青灰色釉，釉层微泛青绿，釉玻璃质感强，器形规整，保存完整。

1990年8月，上虞市上浦镇出土青瓷提梁香熏，西晋时器皿。通高15.4厘米，底径12.5厘米。圆唇敛口，口沿微外翻，折肩，圆筒形直腹，平底，肩部划细密的弦纹，腹部划四道弦纹，弦纹间划一道道斜线，组成一个个菱格，在菱格内镂一圆孔，肩部按一拱形的"T"状提梁，施青黄釉。

洗主要用作盥洗器具，器形如现在的面盆。东汉时，器形为直口，宽唇，弧腹，唇面微向上卷，腹部外壁安对称的双耳。三国、西晋时，器口微敛，宽唇，腹自上而下向底弧收，内凹的平底。东晋时，唇面较窄，上翘，上腹弧，下腹近斜直，宽底微内凹，腹部划弦纹。南朝以后这种器物已极少发现，被铜、木器取而代之。浙江最著名的四大窑在这一时期均生产医药卫生用具，说明当时人们已有良好的卫生习惯。

二、饮水卫生

在杭州铁冶岭北稍东有相传东晋郭璞挖掘的郭婆井，10 个井口，井水清美，是周边人们酿酒煮药的优质水源。[31]

据 2009 年 8 月 12 日《浙江文物网》义乌市文广新局报道，据明万历《义乌县志》载：义乌县城有富、贵、贫、贱（以泉之多少和清浊为辨）4 井，相传系东晋郭璞所凿。富井在原绣川门外百步，即现在下车门八角井，富井井壁呈八角形，通深 5.1 米，每层用 8 根等长的条石平砌，井口为正方形，用 4 根等长的条石压在井壁上。原无井圈，为安全考虑，现所见的方形井圈用三合土浇筑，为后期所添加。井现水深 3.4 米，水质清澈，附近市民仍在沿用。贵井在原朝阳门外 50 步门前塘边，贵井井圈和部分井壁被破坏，现用窨井圈封盖。

现存井壁呈方形，用条石平砌，残高约 1.9 米，宽 1.2 米，残存井壁距路面 0.95 米为垫层。贫井在旧学西 30 步，即原北门街荷花蕊附近；贱井在县前 40 步，原凤林巷内河沿，即王金祠井。

东晋炼丹家葛洪在浙江许多地方炼丹，以他名字命名的古井较多。在杭州灵隐天竺山下有葛仙翁炼丹井，翁家山上有葛公井，葛岭有葛公双井。刘宋朝冯氏在 333 年于皋亭山崇先寺旁挖掘水井，是居龙井之后的杭州第二口古井。普陀山有葛洪井，丽水南明山有葛洪炼丹井。

三、疫疠流行

据 2008 年 6 月 26 日《浙江文物网》嵊州市文物管理处报道：嵊州长乐镇山口村葛英自然村有葛仙翁炼丹的丹井，丹井上有一方巨石，似一只俯伏的巨龟。长 4.15 米，宽 3.52 米。南侧龟形巨石下，可供人弯腰直入。石下东、西、北三侧各有巨石作壁，缝隙嵌砌自然块石并垒砌成壁。为北高南低。北首高处为 1.47 米，南首低处为 1.30 米。北侧坎壁下再用自然石垒成石桌，东西侧坎壁下用块石垒筑石凳，现已有善男信女浇筑水泥、过道及丹井井圈。丹井井圈外径为 0.75 米，内径为 0.48 米，高 0.05 米。井壁用自然块石垒砌，井深 0.55 米，水位 0.34 米。井圈北侧石供桌下，现浇筑长方形水槽，承接坎壁渗沥之山水。水槽长 0.63 米，宽 0.18 米，水槽西侧凿出一小泻水口，供山水渗入丹井。

南朝梁朝时人陶弘景在永嘉安固山留下了炼丹井。

吴国统治江浙时期，绍兴一带大疫。[32]晋太和元年（公元 336 年）春，富阳县大疫。南朝刘宋时期，湖州一带饥疫。[33]484 年，湖州水灾，疫病起发。又据《北史》记载："江浙饥荒之余，疫疠大作，死者相藉。"唐朝的《外台秘要》引崔氏蛊吐血方注："凡蛊有数种……君郡县有名章者尤甚，今东有句章，章安故乡，……无村不有，无县不有。"句章在今慈溪西部，章安在台州，这说明血吸虫病在 5~6 世纪可能在浙江流行。

第六节　佛、道教医药学

一、佛教医药学

佛教传入中国的具体年代很难断定，一般以西汉哀帝元寿元年（公元前 2 年）博士弟子景卢受大月氏王使伊存口授"浮屠经"为肇始。[34]后来佛教在华繁衍出诸多宗派，第一宗派的创始人智𫖮在浙江天台山创立的天台宗，被认作中国的首家派系。佛教借医弘佛，遂构成了四大佛教圣地，浙江的普陀山（观音菩萨道场）亦名列其中，可见，佛教辐射浙江之广名列全国前茅。医学是佛教徒必修的科目，他们必须学习医方明，这种由释迦牟尼创建的佛门医学和经年累积起来的除病健身法内容十分宏廓，有食物疗法、草木疗法、触手疗法、药酒疗法、沐浴疗法和发汗疗法等。[35]无可置疑，来华传教译经的印度佛教高僧大都兼通医术并传授给华人教徒。

同时，中华民族灿烂的传统文化，在某种意义上说，就是以《周易》为渊源的道文化，而道与医只是以易为思维的基本方式，从认识、解释并维持、延缓人类生命的两种不同的途径，两支闪耀生命之光的支流。道家以其生万物解释生命，而以性命双修的方法以追求长生不老。医家却用男女交合生子，形神兼备以修身，以达到健康长寿的目的，但二者均以天人合一、阴阳五行学说等为基本理论。医与道之间相互通融，密不可分。从中医学理论和实践发展考察，对其影响最为深远的当推道教。因此，稽探古代杭州以佛教、道教为主的宗教医药学，对于弘扬祖国传统文化及其医药学，意义非凡。

我们披览浩如烟海的记载杭州历代寺院的论著，很难觅到有关佛教医药的资料，现就所得的星散史料，分寺院医药、僧侣医师诸项胪述如下。

浙江的佛教寺院枚不胜数，如清朝前期杭州府所辖各地的寺、院、庙、堂、宫、观、庵约达858个。[36]其中杭州约达 373 个、海宁 31 个、富阳 73 个、临安 79 个、於潜 54 个、新城 59 个、昌化 38 个、余杭 151 个。宁波府所辖各地约达 145 个，其中鄞县 48 个、慈溪 25 个、奉化 45 个、镇海 24 个、象山 12 个、定海 3 个。[37] 剔除其中道教的布道场所，杭州和宁波两地区的佛教寺庙星罗棋布，佛教徒亦数以万计。从寺院的建筑结构来看，大的庙宇设有药师殿或药王殿，供奉药师佛或药王。药师佛称药师琉璃光如来、大医大佛、医王善逝、消灾延寿药师佛等。据佛教《大宝经》云：他"能疗治一切诸病"，令人身心惬意。普通僧侣及一般群众把他看成是包治百病的神医佛爷。他的造像是身成跏趺坐姿式，其左手持钵表示甘露，右手持药丸象征着为民众治病，通常还有日光、月光两菩萨及"药师十二神将"协侍。舟山的普陀山全岛峰峦起伏，洞幽岩奇，潮涌金沙，浪击危岩，佛光海火，变幻不已。它位于舟山本岛东端 2～3 海里处莲花洋上，其面积仅有 12.5 平方公里，加上其东南洛迦山岛 0.7 平方公里，亦不过 13.2 平方公里，却以独特的宏伟景观蜚声中外，它是中国四大佛教名山之一。普陀寺内建有药师殿，明朝万历年间僧海仲居此，天启七年（公元 1627 年）崇王由樻捐助重建，气势宏在。普陀寺僧精医者世代有人。[38] 建于东晋咸和元年（公元 326 年）的杭州灵隐寺亦有药师殿，置有善见菩萨（又称雷山大药王），他精通医药，能"消灭无量众病"。504 年，衢州始建药师寺，以祭祀医药学家。后晋天福四年（公元 939 年）钱氏在今杭州竹竿巷建天长寺净心寺，康熙五年（公元 1666 年）兵备道熊光裕重建赐予观音天医真君殿。[39]杭州上天竺法喜寺在北高峰麓白云峰下，后晋天福四年（公元 939 年）僧道翊结庐山中，名为天竺看经院，康熙四十六年（公元 1707年）康熙南巡此地，赐御书金字药师经。[40]这些天医真君殿和看经院形同药师殿。

古代浙江中医药学兼精佛理者人才辈出，僧侣行医济贫者亦群星璀璨。晋朝高僧于法开，他居住在剡县（今嵊县），精通佛理，从支遁游，更好医学，他在一次旅途中遇到一位妇女难产，于是请她吃羊肉，然后用针刺，使产妇平安分娩。《隋书·经籍志》曰：法开著有《议论备预方》1 卷，已佚。

佛教医药是祖国医学遗产的瑰宝，多以行善积德义举救人危厄，对人类健康贡献卓著，在中国医学史上占有重要地位，萧山竹林寺女科镶嵌其中。它历史悠久，闻名遐迩，执浙江中医妇科四大流派牛耳，《秘方》版本之多，抄本流传之广，方药应用之验，堪称佛教医药之最。寺僧从医时间最长，据《萧山县志》记载：在后晋天福八年（公元 943 年）"高昙得异授而兴医业"。在《竹林寺世乘·异记篇》中载："自悟真禅师之创兴竹林，至后晋而有师（指高昙），盖未尝有医，而亦未有寺，所谓竹林者，不过静养一席地耳。惟时有一道者至，不知从何方来，亦不识其姓氏，兴师附居者月余，师见其骨骼翩翩，言辞清爽，知其非常人，甚敬礼之。而道者亦不自安，每谓师曰：君之迁我厚矣，愧无以报君何！一日师他出，抵暮而归，觅道者不得，盖不知其所去矣。忽见几上有蝇头细楷数十百行，阅之，乃胎前产后秘方数十种，又胎产至要辩论及诊法共百十余条。师随绿之，于是晓夜诵读，而医道日精，患者验之，百无一失。"自高昙禅师在后晋天福八年（公元943年），"得异授而兴医业"以后，再把异授之《秘方》传授给下任主持，衣钵相传，以医养佛，代有嬗递，使寺院医名与佛事香火，同步炽热。萧山竹林寺，因其寺宅"紫竹成林，风景清丽"而得名。它创建于南齐（公元479～502年），始称古崇寺，位于萧山城厢镇惠济桥北堍。该寺在后周、北宋之际誉满大江南北，943年，寺僧高昙始开妇科，师徒代代相传。约经250年，时迁南宋，寺僧静暹（晓庵）禅师，医术卓著，声名藉甚。在绍定六年（公元1233年）六月，治愈理宗皇帝赵昀的皇后谢丽清的重病，因"有功掖庭"，理宗赵昀赐封他为"医王"，并作诰曰："种德种杏，寿国寿人，朕惟赐额晓庵、药室，敕寺惠济，乃祖乃师，尔徒尔孙，建王十世，俾寿千春。""十世医王"是静暹上溯四代，下延五氏，列表1如下：

表1 10世医王

世系	俗名	法号
一世	涵碧	静霞
二世	广严	天岩
三世	志坚	商岩
四世	子傅	允云
五世	静暹	晓庵
六世	大有	会源
七世	华玉	丹邱
八世	道印	梅石
九世	德宝	雪岩
十世	性间	迪庵

从一世静霞禅师伊始，至十世迪庵禅师，共称"十世医王"，画有神像，居中朝拜，流芳百世。萧山竹林寺历朝珍藏的医王神像，在"文化大革命"中消失，有幸107世续辉事先摄影留存于萧山市卫生局医政科。

萧山竹林寺僧医世系从涵碧（静霞）禅师至第107世续辉，世传脉络清晰，但高昙禅师至涵碧禅师间250多年，无法考证世系传递。据推测，应有150世左右。萧山竹林寺史料中有康熙十九年（公元1680年）纂辑的《竹林寺世乘》和乾隆四十七年（公元1782年）编纂的《惠济院世谱》记叙各世祖事迹较翔实，对贡献卓著的僧医均有赞语。惜两书早已散失。现所能依赖光绪中叶续编的《世乘》、《世谱》两册残卷，保存在浙江中医药研究院图书馆，现将续火的僧医世系列表 2 如下：

表2　12 世～107 世医王

世系	俗名	法号	世系	俗名	法号
十二世	宏慈	盛林	三十五世	德昂	之清
十四世	持敬	知己	三十七世	绍镱	即空
十五世	明瑞	补华	三十八世	智澄	顺初
十七世	宣理	化行	四十世	广煜	谈文
十九世	图涯	无	四十二世	真错	端为
十九世	图治	于中	四十三世	兆琪	翼宣
二十世	德铭	口新	四十四世	沈枕	岸先
二十一世	文憬	清庵	五十一世	闻坚	郎年
二十一世	文佩	法古	五十六世	法禅	果亭
二十二世	元颖	密音	六十世	昌炳	嵩山
二十三世	树乾	休穆	七十世	悟炯	普洽
二十三世	树虎	月林	七十四世	月桂	道驰
二十四世	径怡	致和	七十五世	继炎	松涛
二十五世	果祚	洪源	七十六世	清愕	丹霞
二十五世	果意	觉林	八十一世	续均	开济
二十六世	道安	安真	八十三世	机涵	束崖
二十九世	秦和	雪轩	八十四世	会根	纯德
三十一世	明德	云庵	九十二世		莲麟
三十二世	普门	茂林	九十四世	世浩	善缘
三十三世	克修	盖庵	九十七世		应超
三十四世	惠	觉海	一百零六世	阿五	谨修
三十四世	惠群	心宗	一百零七世		续辉

以上只有49世和54位僧医，其余因《世乘》、《世谱》残缺而无法补救。竹林寺妇科所传秘方分调经、胎前、产后三门，共117症及110方。用药199种，内服有汤、丸、散、酒等剂；外用有洗、熏、搽等剂和药熨；秘制"太和丸"、"生化汤"、"回生丹"，炮制严谨。

陈隋间的智颚在天台山居住多年，创立了天台宗，对气功养身很有研究，著有《六妙法门》，并与僧人慧绰在山上种植苣拾像草药。[41]

二、道教医药学

（一）道教与杭州

道教在中国传统文化中自成一个奇特的世界，并为国人接纳和信奉，从而表现出中国人的现实主义精神。《抱朴子·内篇》曰："古之初为道者莫不兼修医术。"秦汉以来，凡方士之流亦道亦医，医道相兼。道家为追求长生不死，即身成仙，从开始起便十分重视修炼方术。虽然其所追求的目标只不过是一种扑朔迷离的幻想，是不可能实现的。但在其长期的发展过程中，通过多种修炼方术，客观上却在中国传统医学以至中国古代科技领域积累了丰富多彩又很有价值的材料。道教对中国传统医药学的作用和影响很大。它在健身健心方面的丰富体验，对于帝王、文士乃至一般平民，都具有不可抗拒的诱惑力，尤其是道教的养生治病方术与中医药学有着密切的关系。

杭州山川秀丽，气候宜人，是道教思想萌生的好地方。早在东周时期越地就流行起黄老道家思想，东汉以降，作为一种宗教派别的道教传入杭州。随着魏晋南北朝时期的文化重心南移，使杭州跃居为道教传播的重要区域，庙观林立，香火繁盛，杭州等地名山大川都成了道教修炼的洞天福地，道教因此也就渗透到社会的各个阶层，出现了许多著名的道教人物。饶有兴趣的是这中间的一部分人与医药学结下了不解之缘，建树卓著，为杭州人民的医疗保健事业作出了贡献。

从中国道教发展历程窥探，杭州籍道教人物、学者在其中扮演了重要角色，他们在医药学、炼丹术的发展上同样建树非凡，使中国传统的道学和医药学在他们身上融于一炉，炉火纯青。他们各自又有侧重点，出现了三种类型的人物。其一是以道名盖过医名的人物，其二是以医名盛于道名的人物，其三是道名医名并重的外籍来杭州炼丹传医的人物。当然，在杭州社会发展史上，道家精医者人数远没有由儒而习医者多，在杭州兼精这两种传统科技文化的可谓人才济济。而且，这类两栖人才的出现时间之早亦居全国前位。值得进一步指出的是他们为杭州的道教发展和医药学的嬗递筚路蓝缕，做出了重大贡献，在中国道教医药学发展史上占有极其重要的地位。

（二）道教与炼丹术

炼丹术是中国古代的一种特殊方术，其目的是通过炼制某些自然矿石或金属，得到"神丹"或人工金银等长生不老药，因而又有"金丹术"、"炼金术"、"黄白术"之称。

炼丹术的产生至迟不晚于秦汉之际。炼丹产生之后，在两汉时期发展很快，不仅有大量的文士从事炼丹活动，而且出现了专门的炼丹著述。东汉魏伯阳的《周易参同契》第一次把易和炼丹联系起来，从哲学的高度对炼丹家的经验进行了概括和总结，所以被认为是现存最早的炼丹理论著作。炼丹术的发展与道教关系密切，一方面，炼丹术作为统治信仰的长生术，成了道术的组成部分，吸引一些高级士族加入道教，促进了道教的发展；另一方面宗教的外衣又进一步增强了炼丹术的神秘性，随着道教的传播，炼丹活动的范围和规模也在不断扩大。同时，历代统治者崇道，也使炼丹术得到更有力的支持。

秦汉时期，炼丹术主要掌握在方士手中。魏晋之后，道教发展，许多方士成道士，炼丹术则主要以道术的形式，与道教同步得到发展。晋唐之间，官方道教不断发展，在这段历史时期，炼丹活动主要由道士在深山、大观和帝王宫中进行，由于炼丹道士往往兼修医药，也有不少医生参与炼丹，因而出现了一些既是医生又是道士的人物。葛洪和陶弘景就是典型的代表。唐朝统治者，自称老子后裔，奉行崇道政策，也大力支持炼丹著作问世，也出现了不少炼丹大家，伟大医学家孙思邈，就是著名的炼丹家之一。炼丹术的产生和发展对药物学的发展起了一定的促进作用。但中国传统药学体系中主要是天然药，丹药只是其中一小部分。随着中外医药的交流，中国炼丹术经阿拉伯传到西方各国。

（三）道教与名山大川

天目山是一座宗教名山。有不少性好道术，不乐仕宦之人隐居于此，炼丹修道。东汉魏伯阳入西天目山作神丹，著《周易参同契》，为道家所宗；天师道创始人张道陵出生于西天目山；东晋葛洪、许迈在天目山多年，闲养著述；唐代徐灵府于天目山修炼 20 多年等。

魏晋南北朝时期浙江地方志《嵊县志》上最早出现的是魏末渡江入小白山的道士赵广信，他学习李法成的服炁法，又受师左君守元中之道，买卖药品，制作九华丹，剡山上留下了他炼丹的广丹井。

许迈，永和二年（公元 346 年）隐居临安西山，此前曾立精舍于余杭，又采药桐庐恒山，还在灵隐稽留峰建思真堂隐居。《名胜志》记有"大涤山其中峰曰鹿山，又名严山，山有许迈升天坛及丹灶遗迹。"

（四）葛洪炼丹

值得一提的是东晋炼丹家葛洪在浙江的炼丹医事。葛洪（公元281～341年），字稚川，号抱朴子，丹阳句容人，13岁丧父，通过勤奋攻读，终于博览群书，成为当时不可多得的文武全才。葛洪从祖葛玄，学道得仙术，传弟子郑隐。葛洪师从郑隐，尽得其传。上党鲍玄精通道术，葛洪拜鲍玄为师学道，不久又与鲍玄的女儿结婚。夫妻两人志同道合，一同修道炼丹。他大半生致力于道教理论、医药学与化学（即古代炼丹术）的研究，取得很高的成就，成为著名的医学家和炼丹家。葛洪著作颇丰，《抱朴子》便是其代表作。他的炼丹开创了中医药中矿石入药的先例。据传葛洪40岁那年来到钱塘（今杭州）时，见宝石山上木石幽邃，风景奇特，颇有灵气，并且此山产一种红色的石头，他认定是修身养性、采药与炼丹的好地方，便结庐潜居。葛洪居此期间，常为百姓采药治病，还"烧丹朱、炼铅粉……造腐酒"，又"开砌山岭坦途，以通行人往来"，为当地百姓做了许多好事。后来，人们便将他居住过的山岭称为"葛岭"，还在他的结庐处建观奉祀。因葛洪自号抱朴子，故将观名定为抱朴道院。"抱朴"为道教教义，有抱守本真，不为物欲所诱惑，不为世事所困扰之意，即所谓"人行道归朴"。抱朴道院又名抱朴庐、葛仙庵，也名福地院、涵青精舍、涵青道院、玉清宫等。它既是杭州最早的道教宫观，又是目前杭州惟一的道教圣地。旧时的葛岭抱朴道院，曾与黄龙洞道院、玉皇山道院合称"西湖三大道院"。唐代初建葛仙祠，题额"初阳山房"，同时还建造了初阳台石亭。南宋时，高宗将抱朴道院开辟为御花园之一，取名"集芳园"。据《西湖游览志》一书记载："淳祐间，理宗以赐贾似道，改名后乐园。楼阁林泉，幽畅咸极，古木寿藤，多南渡以前所植者。积翠回抱，仰不见日。架廊叠磴，幽渺逶迤，隧地通道，抗以石梁，傍透湖滨。飞楼层台，凉京燠馆，华邃精妙。前挹孤山，后据葛岭，两桥映带，一水横穿。各随地势，以构筑焉。"[42]元时，曾毁于兵燹。明朝重建，改名"玛瑙山居"。现存的楼台殿阁，均为明清时期所建。

葛仙殿是道院的正殿，歇山式的木构建筑，殿内供奉着葛洪祖师像，两旁则是纯阳祖师与朱大天君像。东侧的红梅阁、抱朴庐与半闲堂，均为重檐歇山式木结构的楼阁建筑，精巧别致。红梅阁，因戏曲《李慧娘》而闻名于世，阁中的木刻画廊，保存着数十幅历代名人的字画。半闲堂，曾是南宋左丞相贾似道寻欢作乐的地方，如今的堂内供奉着慈航真人像。院内还有清泉一眼，取名"双线泉"，泉水甘甜可口，据说常饮能延年益寿。

道院周围，另有葛仙庵碑、炼丹台、炼丹井、初阳台等一些与葛洪有关的古迹。其中的葛仙庵碑，曾立于明朝万历四十年（公元1612年）春，资政大夫刑部尚书姚沈应为之撰文，中宪大夫凤阳府知府王国桢为其书篆。碑文详细记述了葛洪的生平与到此炼丹的经过，以及道院的历代兴建和祀典之事，是研究葛洪与葛岭的重要资料。

葛岭智果寺西南为初阳台，葛洪修炼于此。初阳台下有投丹井，相传葛洪曾投丹于井中。此井后归马姓人家。明朝宣德间大旱，马家甃井，见井底有石匣、石瓶。石匣牢固不可开启，石瓶中有丸药好像芡实，拿来一吃，淡而无味，便丢掉了。一个姓施的渔翁拾来吃了一枚，后来活了106岁。自浚井后，井水的水质腐败不可食，重新把石匣投到井里后，又变得清冽如故。石匣中的奥秘，当时的人自然是莫明其妙，我们现在也未必能够知道，可见葛洪已经掌握了很先进的水源的药物防腐消毒技术。[43]"龙井，本名龙泓，吴赤乌中，葛稚川炼丹于此。"[44]他曾在吴山葛仙山、凤凰山、玄妙观等处栽药、炼丹。

葛洪力主儒道结合，道教应以"神仙养身为内，儒家应世为外"。他的著作主要有《抱朴子》内外篇、《肘后备急方》等。《肘后备急方》是葛洪的医学著作，葛洪在医疗实践中收集、研究各种药方，为民治病，提倡廉、便、验的大众化的医疗措施。他对医学中的实际问题常亲自实验，取得不少发明成果，如提出以白纸蘸尿染黄如檗者即为黄疸，以及首次发现并描述天花之病状等。总结出较多治疗急症的有效方剂和方法，如以狂犬脑髓敷伤口治狂犬病，以青蒿莆绞汁治疟疾，以小夹板疗骨折复位等，这些都是医学史上的创举。他还重视灸法治病，并首次记述捏积、食道异物急救、放腹水等治疗技术。

《抱朴子·内篇》讲神仙方药、养生延年。讲炼丹的主要是其中"金丹"、"仙药"、"黄白"3卷。葛洪在大量的炼丹实验基础上，熟悉了许多无机物质的组成和一些比较简单的化学反应。在《抱朴子·内篇》里，发现"丹砂烧之成水银，积变又还成丹砂"。丹砂即硫化汞，加热即分解而得到汞。汞与硫磺化合又生成黑色的硫化汞，再在密闭容器中调节温度，便升华为赤红色的结晶硫化汞。采用硫化汞制水银，葛洪是最早详细记录这一反应的人。葛洪又指出："铅性白也，而赤之以为丹；丹性赤也，而白之以为铅。"这是说铅可以变为铅白，即碱式碳酸铅，铅白又可以变成赤色的铅丹，即四氧化三铅，铅丹则可以变还为铅白，最后回复为铅。这表明葛洪对铅的化学变化作过系列实验考察。他是我国炼丹术发展中承前启后的人物，他对炼丹方法的具体著述对后来的炼丹家影响很大。由于葛洪在我国早期化工工业发展上的业绩，历代印染、酿造、颜料等行业均奉他为宗祖，所以英国学者李约瑟说："整个化学最重要的根源之一，是地地道道从中国传出去的。"

葛洪曾撰写过《玉房秘术》1卷，《新唐书·艺文志》也载录《葛氏房中秘术》1卷，可见他曾写过房中术专著，可惜已经失传。从目前可以看到的资料来分析，《抱朴子》是他的代表作。在《抱朴子·内篇》的《遐览篇》里，不仅载录了大量古代的道家著作、医书和炼丹书，还收载了不少有关房中术的著作，如《玄女经》、《素女经》、《彭祖经》、《容成经》、《元阳子经》、《六阴玉女经》等。其中有的房中术著作，后世已经失传。

葛洪在《抱朴子·内篇》中强调了修习房中术的重要性。该书《至理篇》中曰："服药虽为长生之本，若能兼行气者，其益甚速……然又宜知房中之术，所以尔者，不知阴阳之术，屡为劳损，则行气难得力也。"他又认为，房中术的要旨在于"还精补脑"，这和历来的道家思想是一致的。在《抱朴子·内篇》的《释滞篇》中指出："房中之法十余家，或以补救损伤，或以攻治众病，或以采阴益阳，或以增年延寿，其大要在于还精补脑一事耳。此法乃真人口口相传，本不书也，人复不可都绝阴阳，阴阳不交，则坐致壅阏之病，故幽闭怨旷，多病而不寿也。任情肆意，又损年命。唯有得其节宣之和，可以不损。"

葛洪把房中术与养生术紧密地联系在一起，而且认为善于养生是最为根本的。《抱朴子·内篇》的《极言篇》指出："或问曰：'所伤之者，其非淫欲之间乎？'抱妻子曰：'亦何独斯哉？然长生之要，在乎还年之道。上士知之，可以延年除病，其次不以自伐者也。若年尚少壮而知还年，服丹以补脑，采玉液于长谷者，不服药物，亦不失三百岁也，但不得仙耳。……凡言伤者，亦不便觉也，谓久则寿损耳。是以善摄生者，卧起有四时之早晚，兴居有至和之常制；调利筋骨，有偃仰之方；杜疾闲邪，有吞吐之术；流行荣卫，有补泻之法；节宣劳逸，有与夺之要。忍怒以全阴气，抑喜以养阳气，然后先将服草木以求亏缺，后服金丹以定无穷，长生之理，尽于此矣。'"

南北朝梁天监年间（公元 502～519 年），葛洪足迹遍布浙江省许多地方，咸淳（公元 1264～1274 年）《临安志》载："临安县西四十里，葛洪（公元 284～364年）、许迈炼丹之地"。咸淳（公元 1264～1274 年）《临安志》又载："昌化县西北一里，高五十丈，周围二十里，有晋葛洪炼丹井。"清光绪二十年（公元 1898 年）《於潜县志》载："晋葛洪，常炼丹天目，今天目西菩等处有丹井、丹池，渊泓澄澈，见药炉丹灶焉。"葛洪曾赴临安县九仙玲珑南山等处，栖址有钢炉药灶葛山，葛井诸遗迹，其浴丹砂之水名灵溪，又至东天目山坐松顶上号悟道松，分经台侧有炼丹池存焉。民国十四年（公元1924年）《昌化县志》载：晋代葛洪，句容人，昌化县北武隆山颠炼丹，兼综医术。浙北地区的黄精、白术据说由葛洪栽培。葛洪到过定海炼丹，在临平山北一里的景星观前相传为葛洪炼丹之处，有炼丹泉。[45]葛洪曾炼丹于绍兴宛委山，今有葛仙翁丹井遗迹。据说他也曾到过普陀山炼丹，遂改此山名为翁山，今还留有葛洪井。[46]据崇祯《处州府志》载，丽水的南明山崖上刻有葛洪隶书"灵崇"两字，下有葛洪炼丹井。在今宁波北仑区大碶镇的灵峰山燕窝岩上有灵峰、茅洋。据《镇海县志》记载，东晋咸和二年（公元327年），葛洪到灵峰炼丹。《四明谈助》指出："葛洪尝居灵峰炼丹，丹井犹存，久旱不涸。偶植竹箸，化竹而方，今或间生岩谷。"灵峰寺始建于南朝梁天监年间（公元502～519年），灵峰寺作为佛教寺院，在寺后还有一座"葛仙殿"，葛仙殿和山间诸多遗迹、传说，皆源于历代民众对葛洪的敬仰和崇拜。在今余姚市大隐镇境内，有一座纪念谢灵运的谢山庙，内有葛仙翁"丹井"，谢山山麓，建有葛仙翁殿。在大隐章山村狮子潭斜西北方的仙人洞里，还有葛洪炼丹制药的药臼。奉化江口镇的塔山，相传有七十二洞。世传葛洪在洞中炼丹，其时，洞中有巨蟒为害，葛仙翁施法术镇杀。今日的清水庵有僧无尼，殿侧葛仙洞古碑犹存。葛洪在宁波留下的遗迹当以宁海县最多。葛洪30多岁时到白溪上源修炼、著述，在宁海栖居约10年。其长子葛渤随父南下后，次子葛勋定居今岔路平原。目前，宁海保存的数10部葛氏洪裔宗谱，均奉葛洪为世祖，至今已繁衍44代，在宁海县白溪流域居住着27 000多名葛洪后代，成为全国葛氏后裔最大的聚居地。葛洪在宁海至今犹存的遗迹有两处：柯仙山学士坪和天姥山抱朴洞天。遗址内尚存丹房的残垣断壁和丹井。天姥山抱朴洞天，就是现在双峰乡杨染村南1公里处的一批崖洞。其中最大一洞，有两间房屋那么大，坐北朝南，面对着大松溪峡谷风光。《天台山志》记载："葛洪后炼丹于天台山天姥，有庆云甘露之瑞，优游涵养，著内外篇凡116篇，自号'抱朴子'，即以名书。"葛洪在浙江的医事活动远不局限于上述这地区，他所留下的人文景观成为当今人们的旅游圣地。葛洪卒后，举尸入棺，轻如蝉蜕，世人以为尸解仙去，尊称他为"葛仙翁"。

（五）陶弘景炼丹

另一位道教大师陶弘景继承葛洪衣钵，也在浙江留下了许多足迹。东晋梁朝天监年间（公元503～519

年），道教思想家，医药学家陶弘景，自海道至永嘉，先后隐居永嘉大箬岩（又名真诰岩、陶公洞），将广泛搜集到的杨、许三君（杨羲、许谧、许翙）的遗迹，进行整理。南朝宋齐时道士顾欢，曾对杨、许旧籍进行过搜集和整理。陶弘景以顾欢《真迹经》为蓝本，参考自己搜访所得之上清经诀及有关见闻，编撰成道教最著名的经典《真诰》7 篇 20 卷。该书详细记载了东晋以来《上清经》出世之源及传布过程，杨羲与二许之家世生平等，引用众多道经，提及大量道教历史人物、修行方术等，是一部经书，兼论及药物、导引、按摩之术。又居瑞安陶峰福泉山白云岭等地，常以药济民治病，人称他"山中宰相"。著书炼丹，整理古代《神农本草经》，增收魏晋间名医用药，著成《神农本草经集注》7 卷，共载药物 730 种，新增 365 种，首创药物专著按自然属性分类法编写，分为玉石、草木、虫、兽、果、菜、米食等 7 类，而且对药物的形态、性能、产地、采制、剂量、真伪鉴别均有论述。还考订了古今用药的度量衡和药酒、膏药及丸剂的制造规程，流传至北宋初年逐渐消失，现仅存敦煌石窟藏本的序录残卷，其主要内容在《证类本草》和《本草纲目》中被引用和保留，得以流传。在医药学方面还有《药总诀》、《名医别录》、《补阙肘后一百方》、《养性延命录》、《合丹法式》等著作。

特别是他所编集的《养性延命录》上下卷，上卷包括《教诫》、《食诫》、《杂诫忌穰害析善》3 篇，下卷包括《服气疗病》、《导引按摩》、《御女损害》3 篇。这本书保存了不少后来散佚的早期养生和房中术资料。他的房中术理论是养生、气功和房中术三者结合。

陶弘景在《养性延命录》中认为，人体的强弱、寿命的长短主要不在于"天"，而在于"人"，十分精湛。他说："今时之人，年始半百，动作皆衰者，时世异耶？将人之失耶？岐伯曰：'上古之人，其知道者，法则阴阳，和于术数，房中交换之法；饮食有节，起居有度，不妄动作，故能与神俱尽，终其天年，寿过百岁'。今时之人则不然，以酒为浆，以妄为常，醉以入房，以欲竭其精，以耗散其真，不知持满，不时御神，务快其心，游于阴阳，生活起居无节无度，故半百而衰也。"他的上述性节制观，今日可用于延年益寿。

陶弘景强调男女性交应注意闭精守关。他认为"凡精少则病，精尽则死，不可不忍，不可不慎。数交而时一泄，精气随长，不能使人虚损；若数交接则泻精，精不得长益，则行精尽矣。"他又曰："凡养生要在于爱精。若能一月再施精，一岁二十四气施精，皆得寿百二十岁。若加药饵，则可长生。所患人年少时不知道，知道亦不能信行，至老乃始知道，便以晚矣，病难养也。虽晚而能自保，犹得延年益寿；若少壮而能行道者，仙可冀矣！"陶弘景还提出"御女术"，即性技巧。他说：

"阳道垂弱欲以御女者，先摇动令其强迫，但徐徐接之；令得阴气，阴气推之，须臾自强，强而用之，务令迟疏。精动而正，闲精缓息，瞑目偃卧，导引身体，更复可御他女。欲一动则辄易人，易人可长生。"

490年，陶弘景到浙江会稽大洪山拜谒娄慧明，到余姚太平山拜谒杜京产，到始宁（今上虞）山拜谒钟义山，到始丰天台山谒诸僧及诸宿旧道士，并得真人遗迹10多卷。他到过浙江的会稽山采药，并宴请采药人，"陶堰（宴）"之名由此而来。他也到过东阳长山、吴兴天目山、於潜、安吉、临海、永嘉安固、温州陶山等名山大川炼丹采药。他曾到安吉隐居，在《别录》中提到了采集龙胆草、前胡等草药一事。他曾隐居台州的括苍山，先后采集700多种药材。他又到过温州府的陶山（今瑞安县40里处）采药，建有陶山寺。在永嘉安固山（今瑞安境内）山中居住，建丹室，留下了炼丹石、石鼓等文物。现陶峰镇大坟药齐村庄附近尚存有药坑、洗药池、炼丹井、石鼓、炼丹石及陶公庙等古迹。他又兼习佛理，在鄞县等地留下了足迹。[47]

（六）其它道教人士与医药

还有以徐熙为鼻祖的徐氏医学世家，亦是著名的道家世家。徐氏家族在道学、医药学上的卓越成就在中国医药学发展史上占有重要的地位。徐熙开启了中国医学世家代传医术、道术的先河，对后世影响深远，前面对此已有详尽的论述，在此免赘。[48]会稽孔氏家族，也是医学世家、天师道世家双兼的名门大族。[49]这一时期的张道陵、陆修静和顾欢均在道教史上占有重要的地位。咸淳（公元1264～1274年）《临安志》载："於潜县南三十里天师张道陵（公元34～156年）生于此山之西，因以名之今集真观，即其宅基，旧名生睿山下，有炼丹井尚存。"陆修静，吴兴东迁（今湖州）人，早年曾弃家修道，他撰写的《三洞经书目录》，为最早的一部《道藏》书目，确立了《道藏》的分类标准。又编著了《道教斋戒仪范》等书10多卷，基本完善了道教仪式。他创立了南天师道，成为南朝道教的一代宗师。他曾在元嘉末年（公元453年）到建康卖药，鉴定道经中的方药门类和撰写了《灵芝瑞草像》2卷医书，把道教理论和中医药学有机地结合了起来。顾欢，吴郡盐官（今海宁）人，他最著名的道教理论著作是《夷夏论》，认为道教优于佛教。他"事黄老道，解阴阳书，为数多效验。"他隐居在绍兴白石村，医治了许多不治之症，是当时医、道融于一身的人物。

（七）艺术与医药

东晋王羲之不但是我国著名的书法家，而且还是一位养生学家。据《嘉泰会稽志》载："羲之雅好，服食养性"可作印证。南齐虞棕先生从食疗保健学的角度研究养生法，著有《食珍录》一书。

综上对三国魏晋南北朝时期浙江医药的回眸使我们认识到：这一时期浙江科技文化的发展一度可与北方发达地区相媲美，医药卫生的嬗递亦是如此。浙江籍医药学人才辈出，医药事业成绩斐然，民间医药卫生习俗初步形成。究其特征主要有三个方面：其一，491年肖子良在湖州府第北面建成了我国第一家私立慈善医院。浙江籍医药学家在正史中所占的比例居全国前列，出现了在全国极有影视的姚氏、徐氏等医学世家，开创了医学世家传授医术的先河，对后世影响深远。其二，重要的医药学著作多出自浙江籍或寓居浙江的医药学家手中，而且传统的医药学与文学、金石书画开始结缘，出现了嵇康、王羲之、谢灵运等一些文豪兼书画大师涉足中医药学，极大地丰富了浙江文化的内涵。其三，佛、道、释家为浙江的医药学发展做出了重大贡献，第一宗派的创始人智颛在浙江天台山创立的被认作中国的首家派系的天台宗和全国四大佛教圣地之一的普陀山（观音菩萨道场），借医弘佛。又如炼丹道家魏伯阳著《周易参同契》、药学家葛洪、陶弘景在浙江许多地方炼制丹药，寺院医药和炼丹术在浙江吐蕊结果，香飘大江南北。因此，我们可以肯定地说，魏晋南北朝时期浙江医药卫生的发展在全国居于举足轻重的地位，对祖国医药卫生的迈进做出了重大贡献。

参考文献

［1］二十五史·南史·齐武帝文惠明帝诸子传［M］. 册4. 上海：上海古籍出版社，1986：2790.

［2］二十五史·南史·齐武王文惠明帝诸子传［M］，册4. 上海：上海古籍出版社，1986：2790.

［3］二十五史·南史［M］. 册4. 上海：上海古籍出版社，1986：2762.

［4］张望. 古今医诗·述古上. 卷6. 云南刻本. 嘉庆八年，1803：31.

［5］二十五史·南齐书［M］. 册3. 上海：上海古籍出版社，1986：1957~1958.

［6］二十五史·南史·张融传［M］. 册4. 上海：上海古籍出版社，1986：2762；

［康熙］浙江通志·方技［M］. 卷42. 1683：2~3；

［雍正］浙江通志·方技［M］. 卷196~197. 上海：商务印书馆，影印本. 1934：3369.

［7］二十五史·周书·姚僧垣传［M］. 册3. 上海：上海古籍出版社，1986：2659.

［8］二十五史·周书［M］. 册3. 上海：上海古籍出版社，1986：2659~2660.

［9］二十五史·周书［M］. 册3. 上海：上海古籍出版社，1986：2659~2660.

[10] 二十五史·周书 [M]. 册3. 上海：上海古籍出版社，1986：2659~2660.

[11] 潜说友. 咸淳临安志. 卷63. 景印文渊阁四库全书. 台湾：台湾商务印书馆，1984：490~680.

[12] 二十五史·南史·隐逸传 [M]. 册4. 上海：上海古籍出版社，1986：2873.

[13] 潜说友. 咸淳临安志. 卷69. 景印文渊阁四库全书. 台湾：台湾商务印书馆，1984：490~712.

[14] 二十五史·南史·儒林传 [M]. 册4. 上海：上海古籍出版社，1986：2858~2859.

[15] 二十五史·三国志·魏志·华佗传 [M]. 册2. 上海：上海古籍出版社，1986：1163.

[16] 二十五史·晋书·嵇康传 [M]. 册2. 上海：上海古籍出版社，1986：1403.

[17] 二十五史·晋书·嵇康传 [M]. 册2. 上海：上海古籍出版社，1986：1403.

[18] 二十五史·晋书·王羲之传 [M]. 册2. 上海：上海古籍出版社，1986：1488~1490.

[19] 二十五史·宋书 [M]. 册3. 上海：上海古籍出版社，1986：1829.

[20] 二十五史·南史书 [M]. 册3. 上海：上海古籍出版社，1986：1953.

[21] 二十五史·三国志 [M]. 册2. 上海：上海古籍出版社，1986：97.

[22] 二十五史·南齐书 [M]. 册3. 上海：上海古籍出版社，

1986：2010.

[23] 二十五史·南齐书［M］．册3. 上海：上海古籍出版社，
1986：2009.

[24] 二十五史·南史［M］．册4. 上海：上海古籍出版社，
1986：2762.

[25] 二十五史·南史［M］．册4. 上海：上海古籍出版社，
1986：2682～2685.

[26] 二十五史·南史［M］．册4. 上海：上海古籍出版社，
1986：2872.

[27] 二十五史·北史［M］．册4. 上海：上海古籍出版社，
1986：3061～3062.

[28] ［唐］张鷟. 唐宋史料笔记丛刊·朝野佥载·卷1，1979：
144.

[29] 张联元. 天台山全志·物产［M］．卷4. 1717：48.

[30] 赵学敏. 本草纲目拾遗·草部. 卷3. 北京：人民卫生出版
社，1963：75.

[31] 丁丙. 武林坊巷志［M］．册1. 杭州：浙江人民出版社，
1987：26.

[32] 二十五史·晋书·夏方传［M］．册2. 上海：上海古籍出
版杜，1986：1510.

[33] 二十五史·宋书·吴逵传［M］．册3. 上海：上海古籍出
版杜，1986：1882.

[34] 二十五史·三国志·魏志［M］．册2，上海：上海古籍
出版社，1986：1170.

[35] ［日］岩渊亮顺. 佛门秘传除病健身法·目录［M］．北

京：中国社会科学出版社，1991：1～11.

[36]［乾隆］杭州府志·寺观［M］.卷34. 1783：1～5.

[37]［雍正］宁波府志·寺观［M］.卷33. 1731：1～17.

[38]［清］许琰.重修南海普陀山志·梵刹［M］.卷3. 1739：5.

[39]［乾隆］杭州府志·寺观一［M］.卷34. 1783：8～9.

[40]［乾隆］杭州府志·寺观二［M］.卷34. 1783：5～6.

[41]张联元.天台山全志·物产［M］.卷4. 1717：50.

[42]田汝成.西湖游览志［M］.杭州：浙江人民出版社，1980：96.

[43]田汝成.西湖游览志［M］.杭州：浙江人民出版社，1980：93.

[44]田汝成.西湖游览志［M］.杭州：浙江人民出版社，1980：49.

[45]钟毓龙.说杭州·泉［M］.杭州：浙江人民出版社，1983：161.

[46]许琰.重修南海普陀山志·梵刹［M］.卷3. 1739：11.

[47]二十五史·南史·隐逸传［M］.册4. 上海：上海古籍出版社，1986：2875.

[48]［康熙］浙江通志·方技［M］.卷42. 1683：2～3.

[49]陈寅恪.金明馆丛稿初编［M］.上海：上海古籍出版杜，1980：27～32.

第四章　隋唐五代十国时期浙江医药学

第一节　社会的繁荣与医药卫生
行政管理机构的完善

一、政治、经济和文化的腾飞

589 年，隋统一全国，有利于大江南北和各民族之间的科技文化交流，促进了浙江经济的发展，该省在全国的地位也日趋重要。隋朝在全国确立政权后，用州县制取代了郡县制，所以隋朝是浙江地方政区史上州制确立的时代。隋唐两朝是浙江古代政区史上"州"的大发展时期，对以后浙江的行政区划有着深刻的影响。浙江境内"府"的设置始于五代吴越国。吴越国以杭州为京都，称为西府，以越州为东府，称作东都，后又在嘉兴设置开元府。吴越国时"府"的称呼都被"州"所取代。

（一）政治地位的巩固

杭州摆脱其山中小县而跃居大都市，应归功隋开皇十一年（公元591年）的迁治。隋开皇九年（公元589年）平陈，隋朝废除钱唐郡，设置杭州，钱唐成了杭州的属县。杭州之名从此出现于史书。第二年，州治从余杭迁至钱唐，又把原来的新城（今富阳县新登镇）、海盐也并入钱唐，扩大了县境。591年，州县移治柳浦西（今杭州贴沙河），河上有跨浦桥，桥南婷立浙江亭，是驿路必经之地。晋宋以降，柳浦一带已一望平陆，宋后遂为津渡要地。经南朝岁月生聚，日渐蕃息。隋因移州于此，在浦西凤凰山麓大兴土木，夯建新城。自此，偏僻的钱唐县名声远扬。隋大业六年（公元610年），中国大地版图上出现了一条贯穿南北的大运河，这条大河的南端正是钱塘，绵延800多里。江南运河是隋炀帝所开大运河的最南段，这使杭州与全国各地更紧密地连在一起，城市地位日见重要。大运河的通航，极大地促进了我国南北的经济、文化交流，为杭州的发展与都市的繁荣奠定了良好的基础。至此，杭州成为大都会的基础已经夯实，从此拉开了钱塘繁荣的序幕。隋朝统治时间虽短，但对杭州市正式成为一个城市，却起了奠基作用。钱塘在唐之前一直被称"钱唐"，因避唐朝国号之讳，才在"唐"左边加了"土"，钱塘之称一直沿用至今。

　　隋朝统治者对当地豪强势族强有力的打击，为社会经济平衡发展创造了更好的条件。当时杭州的兴盛，还表现在城区的扩大上。唐朝时城区从原来的城南江干一带向北延伸到武林门。城南江干成为海外贸易的码头，城北武林门一带，则因大运河的通航而成为附近州县货物的集散地。城区人口也迅速增加，开元年间（公元713～741年）达到86 000多户。杭州在晚唐之时，已成为"咽喉吴越，势雄江海"的东南名郡。

唐朝的杭州，下辖钱塘、盐官、余杭、临安、於潜、唐山、富阳、新城（今富阳县新登镇）8县，州治在钱塘，府署在凤凰山麓的渡口柳浦（今江干区一带）。杭州的繁华起始唐朝，而大唐杭州的克臻繁荣一方面承袭了隋朝的基业，另一方面当朝的建树功不可没。

一是海上贸易的开辟。有唐一朝国威远振，海外交通盛极一时，广州、扬州、杭州均是重要的通商口岸，贸易红火。

二是解决了市民的引水问题。杭城的陆地既是江海故地，自宋以前，江流东去城郭甚近，地下水潜相通灌，咸苦不能饮用。惟有负山居民，凿井汲取甘泉，范围狭窄，最初人们聚落不在中城、下城的广大平原，而在上城的凤凰山麓。其后因交通便利，商贾辐辏，居民日众，饮水遂成严重的生活问题。唐代宗大历期间（公元766～779年），刺史李泌始在今涌金门、钱塘门之间，分开6处水口，引导西湖水入城，潴为六井。穆宗长庆期间（公元821～824年），刺史白居易复加开浚，居民淡水充足，生齿日繁，城邑聚落范围突破了南部山麓地带，逐渐北展。南起江干，北届武林门和艮山门的市区，肇基唐朝，但筑城年代已无从查考，今日杭城大致拓定此时。从唐朝至元朝，杭城南临江干，南北较今城为长，东至东清巷、城头巷，东西较今城为狭，城区呈狭长形。元末张士诚改筑城垣，将荒废的南宋故宫划出城外，把东面的新市区划入城内，形成随后的城区。

三是农田水利的兴建。杭州夏秋期间易旱，对农业影响很大。西湖居浙西平原的上游，唐以前未能利用这一天然水库。唐穆宗长庆年间（公元 821~824 年），白居易任杭州刺史，筑堤捍湖，以备蓄泄，杭州东北濒河的 1000 多顷农田，都得到灌溉，年年喜获丰收。

四是西湖风景的扬名。西湖妙境天成，冠绝宇内，但唐朝以前很少有人题咏，知者殆鲜。长庆年间，白居易守杭，酷爱湖山，眈眄云树，新词艳曲，层出不穷，绘尽西湖美景。白居易诗名震撼一时，西湖经其品题，闻名遐迩，云集了四方文士。

909 年，农民起义军的叛徒朱温废黜唐朝末代皇帝，改国号为"梁"，统治黄河流域，史称"后梁"。此后，在南方以及山西等地，军阀乘机崛起，相继建立了 10 个割据政权。钱镠建立的吴越国，便是十国之一。吴越国地分 13 州 1 军，定都杭州，加名西府，或称西都。这是杭州作为封建帝王之都的开始，在杭州的发展史上是极为重要的一页。

杭州真正名声鹊起则在五代十国时期，乱世枭雄钱镠建立了吴越王朝，并将钱塘升格为国都。《玉照新志》记载："杭州在唐，繁荣不及姑苏、会稽二郡，因钱氏建国始盛。"钱王独霸一方，却能审时度势，趋利避害，保境安民，繁荣经济。使钱塘不仅躲开了战火的涂炭，而且伺机发展成东南第一繁华城市。

（二）经济和文化的繁荣

唐朝时期杭州经济突飞猛进，兴修杭州西湖等较大水利工程多处，人口迅速增长，秦汉时，杭州地区的人口尚不过数万，且大部分都是以农桑为生的农业人口。据《隋书·地理志》记载的隋炀帝大业五年（公元609年）全国各州郡的户口情况，其时杭州的人口（包括属县）有15 380户。当时全国有8 907 546户，46 019 915人，户均人口5.17人。据此推算，杭州地区人口约有79 515人。此后，在隋唐300多年间，杭州人口不断增长，到唐玄宗天宝元年（公元742年），杭州（包括属县）的人口已达86 258户、585 963人，其中城市人口就不下10多万，成为南方著名的大城市。年人口增长率高达5.95%，比秦汉时的年增长率0.26%，高出20多倍，成为杭州历史上第一个人口增长高峰期。随唐时期杭州人口的繁衍发展，从一个侧面反映了当时杭州城市的兴盛和繁华。

唐朝300年间，经过劳动人民的辛勤建设，都市经济有了新的发展。唐朝时，杭州丝织业和丝绸练染业开始发展。所产的白编绫、绯绫已成为贡品。五代吴越国在杭州设立织室（管理纺织的机构），专门生产宫廷所用的精致丝织品，有织工300多人，以织锦和织绫技术最为先进。如唐朝少府监（主管手工业的中央机构）把全国的绢布按质量好坏分为九等，杭州所产的苎（苎麻织成的粗布）列为第四。杭州所产的绫，还受到大诗人白居易的称赞，他在《杭州春望》一诗中，有"红袖织绫夸柿蒂"之句，就是称誉杭州女工织造的有柿蒂花纹的绫。此外，杭州造船业也有了较大的进步，民间已能自造3丈长的大船，船体规模和工艺水平，均和当时著名造船业中心的苏州、扬州不相上下。店肆达30 000多家，每年商税收入达5 000万缗，约占全国商税收入的百分之四。杭州天文科技的研究始于五代吴越国。今杭州碑林保存了吴越国钱元瓘及次妃吴汉月墓上两块天文石刻星图，据专家考证，是公元941年和951年所刻，是现存全国乃至世界最早的石刻星图。

贯通南北的京杭大运河的开凿，更有利于浙江经济的腾飞。由于隋末战乱很少殃及浙江，致使唐朝时期浙江经济突飞猛进。绍兴率先成为江南的丝织中心，分布在宁绍、温黄平原上的越窑青瓷质地很高，代表了南方青瓷业的最高水平，造纸、制茶、产盐、造船、矿冶等行业都有建树；杭州、宁波成了江南繁华的城市；道佛两大宗教在这里的发展达到高峰，涌现了一代道、佛大师。在文学艺术领域出现了全国一流人才。五代十国时期，军阀割据，战火纷飞，统治浙江吴越国采取了保境安民的政策，使农业、手工业、商业、环境治理、城市建设、科教文化诸方面有长足的进步，逐渐超过了北方。因此，使浙江的科技文化发展经久不衰，医药卫生的发展亦步亦趋。隋唐五代十国时期是浙江有史记载医官设置的开始，意义非凡。唐贞观三年（公元629年），各府州县置医药博士，官秩上升为从九品上，主要负责用百药医治民疾，并需执刀除病。医学助教职掌本草验方的收集、撰写。医学生从事偏远贫困地区的巡回医疗。当时越州属中都督府，故设医药（学）博士1人、医学助教1人、医学生12人。唐朝浙江医官、生的设置，开启了设官建制管理浙江医药行业的先河。随后，本省部分府州县如台州、浦江、龙游等，设立了相关的机构，对后世影响深远。这主要表现在设置了医药学官员，加强了医药行业的管理，出现了陈藏器等一批著名的医药学家，他们的学术思想不仅在当时令国人耳目一新，而且直到现在仍为人们重视和继续研究。政界浙江籍要人精通医药学者大有人在，如陆贽宰相、杜光庭户部侍郎、陈仕良药局奉御等，政界和医药界以及传统文化和中医药学有机地融合了起来。而且，浙江朝贡的中草药品种之多居全国前茅，木、石、陶、瓷质医药卫生用具琳琅满目，综合治理饮水卫生的工作颇具成效，浙江与日本的医药学交流较为频繁。总之，这一时期浙江医药卫生的发展水平较高。

二、医药卫生行政管理机构的完善

隋唐时期，医事机构十分庞大，仅属于太医署、尚药局和药藏局的医官与医药人员就达 500 多人，杭州医药卫生行政管理机构正式见端史册就在此时。唐贞观三年（公元 629 年），浙江各府州县置医药博士，官秩从九品下，杭州也不例外。这一时期，也是浙江其它地区有史记载医官设置的开始，意义非凡。唐贞观三年（公元 629 年），各府州县置医药博士，官秩从九品下。这年，衢州置州医学，设博士、助教各 1 人，管理医药和教学。唐开元元年（公元 713 年）改医药博士为医学博士，官秩上升为九品上，主要负责用百药医治民疾，并需执刀除病。医学助教职掌本草验方的收集、撰写。医学生从事偏远贫困地区的巡回医疗。当时越州属于中都督府，故设医药（学）博士 1 人、医学助教 1 人、医学生 12 人。[1] 唐朝浙江医官、生的设置，开启了设官建制管理浙江医药行业的先河。随后，本省部分府州县设立了相关的机构，如台州、浦江、龙游等地，对后世影响深远。

第二节 医药学家及临床医学

一、医药学家及医著

杭州：陈仕良、马湘、丁飞、宋广平。萧山：高昙。宁波：陈藏器、四明人、四明善医、施肩吾、张伊、田大明。温州：杜光庭。瑞安：王延叟。绍兴：赖公、李会通、罗珦、许寂、胡廷寅、谢玄卿。嘉兴：陆贽。天台：释智颉、李翰林、司马承祯、白云子。武义：牧牛和尚。浙西：沈中。丽水：叶法善。

据明朝万历《杭州府志·人物·仙释》卷90记载：唐朝潘天师，居杭州曹桥福业观。潘以朱篆救人，消灾治病，求者如市。

释智颉，隋朝天台人，字德安，荆州陈氏子，出家湘州果愿寺，后入天台山，创建国清寺，陈宣帝以国师礼迎入太极殿，讲《仁王经》，隋炀帝尤相钦重，赐号智者大师。智者承其师慧思之传，修习止观法门，推阐宣扬。撰《六妙法门》1卷（一作《六妙禅法》，《浙江通志》作《修禅六妙法门》），又有《法华疏》、《止观门》、《修禅法》、《净名疏》及《佛道品》等各数10卷。按此《六妙法门》与《圆顿止观》（即《摩诃止观》）、《渐次止观》（即《释禅波罗蜜次第法门》）、《童蒙止观》（即《修习止观坐禅法要》，又名《小止观》），总称《天台止观》，亦称天台四种，均为智𫗧大师讲说。门徒记录的是释教天台宗的气功疗治，现只举其要，后人相关著述均出于这些书中。至开皇十七年（公元597年），示寂于剡东（今嵊县）石城寺，在世67岁。

四明（今宁波），山川秀丽，东南濒海，药材资源丰富，既有大量植物药，还有很多海洋动物药，这为医药家们研究动、植物药，创造了充足条件，因此造就了不少药物学专家，有史可稽者，即有日华子、陈藏器等。田大明，道名日华子，唐朝五代时期宁波人，是当时著名的药物学家。精通医学，洞察药性，辨极其微，收集诸家本草、近世应用药物，以药物的寒温、性味、华实、虫兽为分类法，自成一家，撰成《大明本草》，或称《日华子诸家本草》20卷，该书早佚，其内容散见于《类证本草》等书之中。他还撰有眼科医书《鸿飞集》1卷，《中国医学大辞典》称《鸿飞集》为眼科专著。

在全国占有重要地位的医药学家当推宁波陈藏器（公元687～757年），曾任三原（西安府辖）县尉。他是一位集本草学、方剂学、"海洋生物学"和博物学等学科为一体的大家，也是一位在全国医药学界占居重要地位的药学家。他在《新修本草》的基础上，俯拾历朝本草著作及史书、地志、文人笔记、医方等116种文

献，于 739 年撰成本草学巨著《本草拾遗》，又名《陈
藏器本草》。据《嘉祐本草》所引书传称《本草拾遗》，
唐·开元中京兆府三原县尉陈藏器撰。以《神农本草
经》虽有陶（弘景）、苏（敬）补集之说，然遗佚尚
多。原书虽佚，但佚文可见于《证类本草》等书中。该
书由序例 1 卷、拾遗 6 卷、解纷 3 卷构成。他按按药物
的功用分类为玉石、草、木、禽兽、虫鱼、果、菜、米
谷等到部，创立了宣、通、补、泻、轻、重、滑、涩、
燥、湿方剂学 10 剂，这是我国早期按药物性能分类的
重要方法，对后世方剂学影响很大。据日本丹波元坚考
证，陈藏器是中医方剂学"十剂"的创始者。丹波氏指
出，明朝李时珍未对《千金方》作认真检查，在《本草
纲目》中误称"徐之才十剂"，以致后世医家，以讹传
讹。其实"十剂"之说，早为陈藏器所发明。即："宣
可去壅，生姜、橘皮之属；通可去滞，木通、防风之
属；补可去弱，人参、羊肉之属；泄可去闭，葶苈、大
黄之属；轻可去实，麻黄、葛根之属；重可去怯，磁
石、铁粉之属；滑可去着，冬葵子、榆白皮之属；涩可
去脱，牡蛎、龙骨之属；燥可去湿，桑白皮、赤子豆之
属；湿可去枯，白石英、紫石英之属。主要分析药物的
功能，归纳为 10 类，作为辨证用药的依据。这是祖国
医学方剂学的创始，亦是临诊处方的基本法则，流传至
今 1000 多年，广泛地为中医界所应用。"

　　拾遗部分共收载药物 692 种，分为石、草、木、兽、禽、果、菜、米等部，各药内容分药名、性味、毒性、药效、主治、产地、药物形态、采制等项。解纷部分为解决旧本草著作中药物品种纷乱而设。现知论药 269 种，所论药物大多是《唐本草》中的品种，并指出《唐本草》的某些错误。除考证品种之外，对性味功能也有辨析。解纷是为纠谬而作，反映了作者的许多学术见解。书中记载了朝鲜产的白附子、海松子、延胡索、兰藤、担罗、海藻药物等和从越南输入的白花藤、庵摩勒、丁香、詹糖香、苏方木、白茅香等药物，还收录了众多的唐朝民间验方和药物，纠正了以往本草书中的错误。他对整理、辨认药物做了大量承上启下的工作。《本草拾遗》在唐朝是仅次于《新修本草》的一部重要本草著作，总结了唐朝药物学成就，新增药物 692 种。该书有重要的历史价值，其所收药物中有许多被后世本草著作引录为正品药条。李时珍在修撰《本草纲目》时收录了该书中记载的药物达 368 种，李时珍高度评价他："其所著述，博极群书，精核物类，订绳谬误，搜罗幽隐，自本草（神农）以来，一人而已。肤谫之士，不察其该详，惟诮其僻怪。宋人亦多删削。岂知天地品物无穷，古今隐显亦异，用舍有时，名称或变，岂可以一隅之见，而遽讥多闻哉。如辟虺雷、海马、胡豆之类，皆隐于昔而用于今；仰天皮、灯花、败扇之类，皆万家所用者。若非此书收载，何从稽考。此本草之书所以不厌详悉也。"[2]日本《医心方》、宋朝《类本草》、明朝《本草纲目》等书多所采录，其主要内容保存在《政类本草》中。《新唐书》云："唐时陈藏器著本草拾遗，谓人肉治羸疾，自是民间以父母疾多割肉而进。"[3]人肉疗疾在陈氏之前，文献已有记载，但陈氏将其收入本草著作，又未能立言破惑，而致谬误流传，招致后人的批评。尚志钧辑校本《本草拾遗》于 1983 年由皖南医学院科研科油印本流传各地收藏。陈藏器的著作甚丰，尚有《崇文总目辑释》3 卷，《玉海》60 卷行世。

"陈木扇"妇科，实源起于唐朝。晚唐乾宁间（公元 864～898 年），有陈仕良，以善医闻名，占籍钱塘（今杭州），善擅调治妇科诸疾，后又任剑州（今四川剑阁县）医学助教，官陪戎都尉及药局奉御，奉诏修《圣惠方》，著有《食性本草》10 卷。传至宋朝，有陈沂承其业，医技愈精。于建安时，康王妃疾，甚危。沂奉召，入宫诊治，投药有奇效，竟力挽狂澜，因得上宠。从此凡宫中之有疾也，必召沂入宫，为方便其出入，乃赐御前"罗扇"，命沂持扇，可随时出入禁宫，凡金吾阍侍皆不得阻。其仕至翰林院金紫良医，著《素庵医要》15 卷。沂之后，有陈谏，仍居钱塘，亦精先业，治人所不能治之疾，决人之生死多奇中，遗著有《茞斋医要》。子孙辈的传承，各以所刻仿宫赐"木扇"，为嫡传之凭，上书"宋赐宫扇，陈氏女科，君惠不忘，刻木为记"16字，此即世所称之"陈木扇"。"陈木扇"女科，家学薪传，治病中的，效如桴鼓，而深得病家信仰，传承不绝。明朝，万历时，有陈谢，字左山，始居钱塘，后徙石门（今桐乡市崇福镇），治病多验，名闻遐迩，为郡县妇科之冠，乃桐乡陈氏妇科之第一传人也。有《女科秘要》为家藏珍本，流传甚罕。清初，有梦熊，字宇春，承家业，通经典，其子德潜，亦具医名。道光间，有善南，字加言，为陈沂第22世裔孙，著《医案略综》。加言之子，宜南，继其业。宜南子名维枚，字叔衔，熟谙典籍，博通诸家，名振一时，誉称"八百年世医"。叔衔子司叔，侄韶舞，皆精于医，而传至后代。今其后人居住在嘉兴角里街，门前列一把木扇，扇上书写着"宋赐宫扇南渡世臣"8个字，仍执医妇科。目前，继家业者，尚存有桐乡、海宁、嘉兴3支，堪称历史悠久，代有传人。陈氏妇科，世相沿袭，迄今已有24世，经历1000多年。

唐代道教宗师叶法善（公元616～720年），字道元，括州括苍（今松阳）人，自曾祖三代为道士，皆通摄养占卜之术。12岁时移居武义全塘口卯山。唐显庆年间，高宗诏入京，奉为宫廷道医。历高宗、则天、中宗朝五十年，时被召入宫，尽礼问道。睿宗时官鸿胪卿，封越国公。但法善不为爵位尊贵所动，奏请在故乡卯山建道观，唐玄宗准奏，并赐名"淳和仙府"。享年105岁，唐玄宗为作《叶道元尊师碑记》。《唐叶真人传》载：15岁的叶法善，因服丹，中毒殆死，天台茅君用大剂量铁皮石斛配之甘草，依照扁鹊古医方，制成"石斛膏"，对叶法善解毒施救，终于挽回其命。铁皮石斛的神奇效验，给叶法善留下深刻记忆。《旧唐书·孙思邈传》记载：唐高宗李治永徽元年（公元650年），孙思邈采集青城山"金壁天仓"所出铁皮石斛，治愈青城观第12代观主赵元阳顽疾后，孙思邈留居观内，见正师从赵元阳学道的叶法善异禀天赋，好学笃诚，甚是爱惜，私授医学医术，又亲带至金壁天仓岩崖采挖铁皮石斛，共移栽至观后药圃繁殖，探究药性。（参见《摄生真录》附录、《叶法善生平简谱》。）《处州府志》、《宣平县志》载：唐高宗永徽三年（公元652年），36岁的叶法善在青城学道出师，回家乡寻觅到铁皮石斛及石斛类本草。发现寿仙谷的铁皮石斛为罕见上品。叶法善大喜过望，决定就地采集，炼制上古石斛膏和孙思邈秘授的乾坤九灵丹。寿仙谷留有叶法善炼丹遗址。后又经孙思邈指点，确认"石斛膏"是保命养生的圣药，无病时服用可保健养生，有病时服用可治病解毒，有特殊的双重功效。《唐叶真人传》、《旧唐书·方技传·叶法善传》记载：出生于道教世家的叶法善，不仅自幼随父修道习医，而且广访高道，拜师学医。如他的道师韦善俊、万振，都是当时著名的道医。青出于蓝而胜于蓝。叶法善精擅道医养生，在民间悬壶济世，施惠苍生，被百姓视为华佗再世。身体素质弱而渴望健身养生的高宗，仰慕叶法善的医技，将其请进京城，自此成为侍奉五朝皇帝的宫廷道士，施道行医。《全唐文》、《叶尊师碑》载：李隆基赞叶法善："先朝宠焉，一昼三接。""保护朕躬，朕不忘。朕可推而尊之，不可得而臣也。"同时，拜叶法善为帝师，加授"金紫光禄大夫鸿胪卿越国公兼景龙观观主，"追赠已故父亲"银青光禄大夫歙州刺史"，从三品官衔。"先朝"是指高宗、中宗、睿宗、武则天四朝；一昼三接，即一天中有多次接待和接见。武则天活了81岁，唐玄宗活了78岁，应是叶法善养生之道的疗效。叶法善道士晚年隐居在寿仙谷一带，采药炮制，炼丹并散丹于民，又教会周边百姓服食石斛养生和保护采集之法，寿仙谷人受天时、地利、人和恩惠，90岁以上寿星比比皆是。叶法善105岁仙逝，先后为唐、宋两朝皇帝追封，当地百姓四处建"天师庙"祭奠。邻近寿仙谷的桃溪镇上江村天师庙的签书，全部是药方签或养生签（《珍本医籍丛刊·寿世编》，清代青浦诸君子辑），至今还留有诸多御用秘方，成为当代人治病、养生的重要秘方。而寿仙谷铁皮石斛、灵芝正是这些秘方、遗方中的精华所在。叶法善之后，他的许多中药秘方开始在当地流传，这为武义一些药号的创建提供了条件。从唐代中叶伊始，采集、销售中药就成了寿仙谷乡间很多老百姓赖以生存的产业之一。明朝崇祯丙子年开始修订的《宣平县志》记载，"石斛，俗名吊兰……人有取来，以沙石栽之或以物盛挂檐下，经年不死，俗名为千年润。"清光绪年间的《武川备考》记载："光绪二十三年药农买屋于大南门内为公所"。

白云子，唐朝天台人，著有《修真精义杂论》、《服气精义论》、《胎息经》等医书。

李翰林，佚其名。唐代天台（今天台）人。旁通医术。有相识莫生，患哮喘病久治不效，遂求治于翰林，翰林为之诊脉，曰："汝此病日久矣，我与治之。"乃取青橘皮一片，展开，入刚子一个，将麻线缚定，火上烧之，烟尽留性为末，合以生姜汁、酒，服之，过口喘定，人以为神方。

沈中，唐朝浙西人，治疗腹泄有特效药。

许寂，唐朝绍兴人，左至谏议大夫，工部尚书，精通内科，治病很有效应。

李会通，唐朝绍兴人，曾任太医院太医令，在宫中为达官贵胄治病。

赖公，唐朝绍兴人，精通内科，有疗疟常山汤方。

谢玄卿，唐朝绍兴人，精通内科，擅长呼吸引年之术，常作东郭先生导引法，服仙人五味散，年近百岁，精神不衰。

施肩吾，唐朝宁波人，元和年间进士，医著有《辨疑论》1卷、《养生辨疑诀》1卷。

822年深秋，白居易刺史杭州。他在杭州任官期间，实施了一系列医药学方面的措施，对这一领域的腾飞推波助浪。白居易的担任杭州"市长"前后3年（公元822～824年）间兴修水利，浚湖筑堤，写下了许多描绘西湖的诗篇，使西湖名扬神州。他在医学方面和环境卫生也颇有建树，疏通大井、治理西湖，改变了居民的饮水条件和环境卫生。白居易在《贫日》诗中讲述了冬天晒太阳的好处："杲杲冬日出，照我屋南隅。负暄闲目坐，和气生肌肤。初似饮醇醪，又如蛰者苏。外融百骸畅，中适一念无。旷然忘所在，心与虚空俱。"这是一首赞美太阳浴疗法及修炼养生的诗歌。他在40多岁时患有闪辉性玻璃体融化症眼疾。所以，他刻苦钻研眼科专著《龙树论》，并作诗"案上温铺龙树论，盒中虚贮决明丸，人间方药应无益，争得金篦试刮看。"可见，他对眼疾的因、证、脉、治的认识很清楚，特别是在黄连、决明丸都未治愈之下，毅然采用金篦刮目法，反映了他在医术上的高明。他在《动静交相养赋》中曰："道不可以终静，济之以动；性不可以终动，济之以静。养之则两全而交利，不养之则两伤而交病。"这种养生观念值得推广。白居易晚年患中风，通过禅观而痊愈，因而他在《病中诗序》中说："开成己未岁，余蒲柳之年，六十有八，冬十月甲寅旦，始得风痹之疾。体瘮目眩，左足不支，盖老病相乘，时而至耳。余早棲心'释梵'，浪迹'老庄'，因病观身，果有所得，何则？外形骸而内忘忧患，先禅观而后顺医治，旬月以还，厥疾少间，杜门高枕，澹然安闲。"[4]

陆赟，字敬舆，生于754年，卒于805年，嘉善人。唐朝德宗时为翰林学士、中书侍郎。他的文章通俗流畅、委婉动人。唐德宗下诏一日数百件，他挥翰即成。苏东坡赞美："文下起草者，古今一人而已。"他的诗文集有《翰苑集》、《陆宣公文集》等，796年，他被排斥出朝廷，德宗贞元十一年乙亥，贬忠州（四川直隶），历时十载。忠州多瘴疫，乃留心医学，积集验方，考校方书，著《陆氏集验方》。[5]此书《旧唐书》传作50卷，《唐书·艺文志·医书》作15卷，《通志·艺文略》亦作15卷，南宋陆游曾作《跋》，当时仅存2卷。

胡廷寅，名湮，以字行，唐朝会稽（今绍兴）人。幼业儒，长遇异人，遂精医术。宪宗朝征至京师授御医，加左通政，出入禁廷，恩宠罕比。

宋广平，唐朝开元年间太仆、著名医师，追随皇帝出游，常给小官、随从治病，医名颇盛，创立了流传至今的浙江三大妇科流派宋氏妇科，当代两位著名妇科名医宋光济、宋世焱是宋氏妇科第38代传人，宋光济的儿子宋世华则是第39代掌门人。

　　胡轲，五代后唐人，里居未详，精医道，为当时国手。吴越王钱镠一目丧明，闻轲之名，遂上言求之。后唐明宗遣轲泛舟而往。轲诊视毕，曰："可无疗此疾，当延五七岁寿。若扶膜去障，眼即依旧，但虑损福耳。"镠曰："吾愿得不为一目鬼于地下，足矣。愿尽其术以疗之，当厚为谢。"轲为治之，眼复明如故。镠大喜，厚赐之，具舟送归，轲至京，而镠已卒矣。

二、临床医学

　　唐朝民间用割股治疗疾病，据《新唐书·孝友列传》记载："时陈藏器著《本草拾遗》，谓人肉治羸疾，自是民间以父母疾，多刲股肉而进。"按这种方法，新唐书记载者尚有3条，但由于它对医学的发展并无意义，故只录此条，借以了解当时的社会风气。[6]治疗厌劾记载在《新唐书·薛颐传》中："高宗时又有叶法善者，括州括苍人，世为道士，传阴阳、占繇、符架之术，能厌劾怪鬼。帝闻之，召诣京师，欲宠以官，不拜。留内斋场，礼赐殊缛。时帝悉召方士，化黄金治丹，法善上言，丹不可遽就，徒费财与日，请核真伪，帝许之。"[7]

　　在《隋书·徐则传》中记载了有关养生的餐松饵术和辟谷："徐则，东海郯人也。幼沈静，寡嗜欲。……又辞入天台山，因绝谷养性，所资唯松水而已。虽隆冬沍寒，不服绵絮。……草褐蒲衣，餐松饵术，栖隐灵岳，五十余年。……时有建安宋玉泉、会稽孔道茂、丹阳王远知等，亦行辟谷，以松水自给，皆为炀帝所重。"[8]

在《隋书·地理志》中记载了内科病蛊毒："新安、永嘉、建安、遂安、鄱阳、九江、临川、庐陵、南康、宜春，其俗又颇同豫章，……然此数郡，往往畜蛊，而宜春偏甚。其法以五月五日，聚百种虫，大者至蛇，小者至虱，合置器中，令自相啖，余一种存者留之，蛇则曰蛇蛊，虱则曰虱蛊，行以杀人。因食入人腹内，食其五藏，死则其产移入蛊主之家，三年不杀他人，则畜者自钟其弊。累世子孙，相传不绝，亦有隋女子嫁焉。"[9]

唐朝永徽年间（公元650~655年），杭州刺史裴有敞疾甚，令钱塘县主簿夏荣诊断。荣曰："使君百无一虑，夫人早须崇福以禳之。"崔夫人曰："禳须何物？"荣曰："使君取二姬以压之，出三年则危过矣。"夫人怒曰："此獠狂语，儿在身无病。"荣退曰："夫人不信，荣不敢言。使君命合有三妇，若不更娶，于夫人不祥。"夫人曰："乍可死，此事不相当也。"其年夫人暴亡，敞更娶二姬，荣言信矣。[10]

第三节　药　学

一、药材丰富

（一）香药朝贡

隋唐五代十国时期，浙江的中草药材十分丰富，产地较广，品种较多。杭州四周农村土地肥沃、物产丰盈、人口稠密、溪水湖泊密布，是种植药材的好地方。隋唐五代十国时期，杭州的中草药材十分丰富，产地较广，品种较多。当时杭州盛产姜木瓜、蜜、干姜、苣、牛膝、黄连、杞、佛手草。杭州吴山的采芝岩，岩下有一丈多土地，可以种植黄精等药物，成为药圃。据《名医别录》记载：钱塘出产石膏，白沏为佳。钱塘还出产鬼臼，近道者味甘，上长丛毛最佳。据《旧唐书》记载天台山名贵中草药："宝应元年（公元762年）戊午，遣中使往湖南江南等道及天台山采药，时有道士刘从政者，说以长生久视之道，请于天下求访异人，冀获灵药，仍以从政为光禄少卿，号昇玄先生。"[11]"柳泌本曰杨仁力，少习医术，言多诞妄，……自云能致灵药，言天台山多灵草，群仙所会。……泌到天台，驱役吏民于山谷间，声言采药，鞭笞躁急，岁余一无所得。"[12]

961 年，都城建在杭州的吴越国朝贡北宋香药 15 万斤。开宝六年（公元 973 年）二月，朝贡乳香 21 000 斤。开宝八年（公元 975 年）二月，钱俶进贺平升州……乳香……香药皆亿万计。……三月己巳俶进助南郊……乳香以万计。俶又贡……乳香 2 万斤，……又贡……乳香 5 万斤，以助郊祭。976 年，俶贡……龙脑，又贡犀角，象牙 30 株，香药万斤，干姜 5 万斤，茶 5 万斤。976 年正月，贡乳香 9 万斤、香药 3 万斤，2 月贡乳香 2 万斤、香药 3 万斤，3 月 2 日贡乳香 5 万斤，3 月 4 日贡北宋一金盒药物重 450 两，香药 20 银盒重 4 000 两，白乳香 1 000 斤，6 月 4 日贡乳香万斤，11 月贡香药 1 万斤。据不完全统计，976 年贡北宋香药 30 万斤。977 年正月 8 日，贡龙脑、檀香、乳香 5 000 斤、杂香药 5 000 斤，10 月 17 日，贡乳香 14 000 斤、百龙脑 10 斤，12 月 28 日，贡瓶香万斤、香药万斤，还贡干姜 5 万斤、红牙药器 22 车、苏本万斤等。978 年，吴越国被北宋统一，朝贡药物由此停顿。这说明当时杭州中药材生产和贸易十分红火。

（二）菊花种植

杭州还盛产菊花。菊花有多种品系，与不同产地花色有很大关系，但植物学上，同属一种。杭菊花分杭白菊、杭黄菊两种。菊花性味甘苦凉，具有疏风清热、明目解毒之功效，特别是杭白菊，还是夏天清凉解暑的高级饮料，在东南亚一带颇有盛名。菊花种植，自东汉太尉胡广"取其良种，种之京师（今洛阳），遂处处种之"。之后，直至北宋刘蒙撰第一部《菊谱》，其间约900年，关于菊花种植的某些史料，散失者多，或零落于书海的字里行间，查找十分艰难，总的状况是年代愈古，朦胧愈甚。杭州地区的甘菊种植史悠久，杭白菊已成为浙江八大药材之一。

以杭白菊的种植上溯年代来看，最早记载于《乾道临安志》，而唐代杭州地区的菊花种植未见专业著述，至今所能见到的大多散见于诗赋杂记和药书一类文字中。杭州产菊从杜甫叹菊、沈竞正名，到汪灏总结的一系列史料来看，唐代杭州已较普遍地人工种植黄菊花和白菊花。

初唐，宋之问《灵隐寺》诗云："鹫岭郁岩绕，龙宫锁寂寥，楼观沧海日，门听浙江潮，桂子月中落，天香云外飘……霜薄花更发，水轻时未凋……待入天台路，看余渡石桥。"

中唐，白居易《九日宴集醉题郡楼，兼呈周殷二判官》："前年九月余杭郡，呼宾命宴虚白堂，去年九月到东洛，今年九月来吴乡，两边蓬鬓一时白，三处菊花同时黄……须知菊酒登高会，从此多无二十场（年）。"这是白居易在苏州刺史任上写的重阳咏菊诗。余杭郡即杭州，虚白堂在灵隐寺中，是晋朝咸和初建的观凤、虚白、冷泉等五亭之一。本诗说到苏州郡楼和杭州灵隐虚白堂，都有黄甘菊种植。

晚唐宝历元年（公元825年）十月十六日，余杭宜丰寺僧灵一和尚到杭州龙兴寺与时人姚合、朱庆余作诗酬唱，有《清塞诗》上下卷，其中《早秋过郭涯书堂》诗云："暑消冈舍阴，间活有余情……此地秋吟苦，时来绕菊竹。"可知杭州书生堂前也种菊花。朱庆余的另一首诗《杭州卢录事山亭》云："山色满公署，秋来诗景饶……傍城余菊在，步入一仙瓢。"杭州府公署在钱塘凤凰山麓、山城旁，乾隆浙江巡抚常安《宦游笔记》写到："凤凰山产菊花，不甚大，蒂紫味甘，取以点茶绝佳。"据清·赵学敏《本草纲目拾遗》记载凤凰山菊花又称城头菊，作为贡品，这与唐杭州府卢录事凤凰山山亭的"傍城余菊"完全相吻合。因此，杭州凤凰山产的甘菊花可追溯到唐朝。唐朝杭州地区种植甘菊并销售于市场已见肇端。以其发展而论，大多由庭院一隅的自需移植扦插，到较大面积的园圃畦地种植；由自种自用（食、赏药）馈赠，到少量的市场交易，遂渐形成流通，集散于杭州港（钱塘）而流传于世。

天复年间（公元901～904年）夏侯子在来贤岩宜霜亭下建药圃（今余杭大涤山），栽种菊花等药草60多种。

唐朝的吴越地区，有甘菊种植，别名石决。查南宋吴人沈竞《菊谱》中所载60种菊花，正是南宋临安"禁中大园子"里的"禁苑品"，集中了吴越各地区的优秀菊品。其中有甘菊，有"临安长沙菊、满望金、孩儿白"等。从吴越甘菊的种植可知，宋菊的发展继承了唐菊的种植。后唐（吴越国），罗隐，今富阳新登人，50岁以后受知于吴城国王钱镠，曾任钱塘令，官吴越国给事中等职，有《咏白菊》诗云："虽被风霜竞欲摧，皎然颜色不低催，已疑素手能妆出，又似金钱未染来，香散自宜飘渌酒，叶交似得荫苍苔。"诗赞钱塘白菊花和菊花酒。白甘菊花在钱塘县署的内外地区及寺内、公署内、亭畔都有种植，由稀贵转而普及。

（三）茶叶种植

唐朝茶的种植已遍及全国50多个州郡，还出现了由政府经营的花园，饮茶已成了一种风气，这对古代医学产生了一定影响，医家注意到茶叶的药用价值，茶叶逐渐成了一种却病延年强身保健的重要食疗食品。杭州茶树栽培，约始于唐朝。陆羽《茶经》列出全国43州产茶地，其中有杭州、睦州（今建德）两处。据南宋地方志《咸淳临安志·物产》记载，唐朝钱塘县西湖北开始栽茶树，以宝云庵的宝云茶、下天竺的香林茶和上天竺的白云茶佳茗。临安、於潜的天目山茶也为唐朝名茶。南宋时，杭州及所属七县"大抵皆产茶"，以余杭径山、富阳西庵、分水天尊岩、新城仙坑山、於潜黄岭等地的茶叶最为有名。明朝茶树已成为杭州及属县普遍栽培推广的作物。其中尤以杭州的龙井茶为最佳。清朝康熙、乾隆南巡杭州曾多次观采龙井茶，不久成为清宫贡茶。

唐《本草拾遗》中所提"麦冬出江宁者小润，出新安者大白"的"新安"，及宋《大观本草》的附图"睦州麦门冬"的"睦州"均指淳安、建德一带，佐证了唐、宋时期淳安、建德已盛产麦冬。明《本草品汇精要》"地道"栏目下称"江宁、新安者佳"。明末麦冬产地逐步转向杭州笕桥。

（四）天目山中药文化

天目山药材丰富，影响着前来天目山游历的文人墨客，他们在天目山创作的诗文，内含天目山中药文化，如唐代诗人李频《寻天目山》的"石上生灵草，泉中落异花"；元代张羽《登天目山》的"洞香仙药遍，天黑圣灯分"等。天目山自古与临安人民生活息息相关，这座天然宝库不但影响着临安人民的日常生活，还以它深厚的文化底蕴丰富着人们的精神生活，有关天目山的民间传说是临安民间文学的重要部分，而这些天目山民间传说中有很大一部分与天目山中药文化有关。如"仙鹤播种白术苗"、"野兔衔来益母草"、"灵山万重三七胜白药"、"何首乌"等。这些诗文、传说也成为天目山中药文化的内涵。

（五）寿仙谷中药文化

在唐朝年间，历史上曾为五代皇帝做过养生大师的叶法善晚年隐居于武义寿仙谷一带，至今还留有的诸多御用秘方，这些秘方成为现代人治病、养生的重要研究对象，而寿仙谷铁皮石斛、灵芝正是这些秘方、遗方中的精华所在。

叶法善后，他的许多中药秘方开始在当地流传，这也为后来武义出现很多经营医药的药号创造了条件，从唐代中期始，采集、销售中药就成了寿仙谷乡间很多百姓赖以生存的产业之一。据武义明朝崇祯丙子年开始修订的《宣平县志》记载，"石斛，俗名吊兰……人有取来，以沙石栽之或以物盛挂檐下，经年不死，俗名为千年润。"证明武义在至少那时已人工种植石斛了。据清光绪年间的《武川备考》记载："光绪二十三年药农买屋于大南门内为公所"。可见，当时武义药农有相当规模与实力，寿仙谷由此也成为古时武义中草药集中产地，特别是清朝后期，寿仙谷在江南中医药行业享有很高的知名度。

（六）普陀山药材

佛教胜地普陀山盛产能治肺痈和血痢的普陀山茶、天门冬、半夏、百合、沙参、天南星、何首乌、山栀、风藤、艾、蔓荆子、益母草等。天台山盛产益母草、黄精、橡斗子、山药、盂菜、茶叶、茯苓、茱萸、白芷、何首乌、艾、黄寮郎、催风便、石南藤、合藤、清风藤、耆婆藤、天寿藤、紫葛、千里急、乌药、芝等。[13]湖州盛产木瓜、蜜。建德盛产白石英、银花。绍兴盛产丹沙、石蜜。余姚盛产薯蓣、附子。缙云盛产蜡、黄连。东阳盛产黄连。临海盛产干姜、甲香。

（七）药物分类及与朝鲜的交流

唐朝在药物分类方法上也较前代有了很大的进步，《新修本草》将类别扩大为九类，原草木类分为草、木两类，虫兽类分为禽兽、虫鱼两类，虽无分类方法上的突破，但却更为细致。此外，陈藏器《本草拾遗》载有"十剂"的内容，即（1）宣可去雍：生姜、橘皮之属。（2）通可去滞：木通、防己之属。（3）补可去弱：人参、羊肉之属。（4）泄可去闭：葶苈、大黄之属。（5）轻可去实：麻黄、葛根之属。（6）重可去怯：磁石、铁粉之属。（7）滑可去着：冬葵子、榆白皮之属。（8）涩可去脱：牡蛎、龙骨之属。（9）燥可去湿：桑白皮、赤小豆之属。（10）湿可去枯：白石英、紫石英之属。这项药物分类方法和现代药物的分类方法颇为相似，（一说"十剂"的分类方法是北齐徐之才所创。）对临床上起了直接指导作用，故为后世医家所乐于采用。

唐朝时期，新罗（今朝鲜）与杭州有医药学方面的交往。高丽（今朝鲜）也向杭州输入人参、药材。[14]

二、制药工厂、器皿

（一）医疗卫生器具

在石器时代，人类用尖石作为发溃决脓、捶击筋骨、缓解病痛的医疗工具，后人称为箴石、砭石。杭州在发掘良渚、老和山新石器文化遗址中，也有磨制精细的尖石之类石器出土。到了青铜器时代，出现了金属针灸针，南北朝时开始使用镊子。东晋以来，从出土文物来看，有晋代越窑青瓷研钵，唐越窑黄釉研砵和北宋龙泉梅子青药瓶、药坛等，都是调制药物和保管药物的工具，说明在晋、唐时期，浙江一些地方已有重要的制作和经营活动。唐、宋时期，杭州中药店铺纷纷开张，药品库存增多，采用了瓦罐、瓷瓶保管。后来，人们又使用缸、甏、坛、木箱保管，这是元朝以前杭州医疗工具、储藏中成药器皿的记载。

在绍兴市香炉峰脚下一个工地上出土了唐朝的唾壶，说明绍兴人民很早就注重个人卫生。宁波市和义路出土唐朝瓷质脉枕，长14厘米，宽9.5厘米，高9厘米，用于医生为病人切脉，现藏于宁波市保国寺文管会。

隋唐五代十国时期，据浙江考古发掘有唾壶、脉枕、石药碾船、药碾碗、瓷药壶、香熏器等医药卫生用具。瓷枕是我国古代的夏令寝具，有人认为它能明目益精。瓷枕创始于隋唐，流行于宋元，产地众多，形制纷繁。因此，无论达官贵胄，亦或平民百姓都爱用它。瓷枕除作寝具外，还有医学中采用的脉枕。从宁波和义路古遗址出土的唐朝大中年间（公元847～860年），宁波东钱湖边郭家寺古窑出土的五代（公元907年）至北宋雍熙（公元984年）以前的瓷质和木质脉枕共6种；唐朝大中年间和北宋雍熙年间的石质、瓷质药碾船、药碾轮共17件；唐朝大中年间和北宋的瓷质香熏器6件。其中脉枕有伏兽、缺座瓷质脉枕和略呈长方形、通体黑漆素面的木质瓷枕。脉枕高度适中，便于诊脉。枕面上饰彩绘灵芝草、线刻悬钩子、鸡冠花等中草药图案，配以伏兽座子，伏兽象征着辟邪，灵芝草有延年益寿的作用，是既实用又美观的医疗器具。越城区亭山出土的唐朝青瓷脉枕是绍兴发现较早的诊疗用具。1977年，上浦镇昆仑村出土青瓷双龙对珠纹虎枕，五代时器皿。枕面残长15.6厘米，宽11.8厘米，高9厘米，由枕面和枕底两部分组成。枕面呈现长方板瓦形，两端略上翘。面上刻划双龙戏珠纹饰，并饰波涛纹。枕面下是一只双头单体的卧虎，虎尾甩至胫腹部，虎体下是椭圆形平板底足。胎灰白，质坚硬，通体施青釉，釉面光洁滋润。

石药碾船用青石制成，石质、瓷质碾轮施青黄釉或黄釉，药碾碗、药壶有瓷质。瓷质香熏器主要放芸香之类的中草药。[15]五代吴越瓷器以秘色瓷为最佳，主要供吴越国小朝廷使用或作为贡品。钱宽夫人水丘氏死于901年，葬于临安县明堂山，1980年在该墓地出土了大批文物，其中有卫生用具青瓷熏炉，它由盖、炉、座3部分组成，制作相当精致。康陵是葬于939年五代十国中吴越国二世国王钱元瓘王后马氏的陵墓，位于临安市玲珑镇祥里村上界头自然村庵基山东北坡，1992年12月26日考古队开始对其发掘，出土了越窑青瓷唾壶和青瓷洗，反映了当时朝廷贵族的卫生习俗。五代十国中吴越国钱氏家族墓中都有青瓷出土，与卫生习俗有关的有水盂、唾盂、洗等，施釉均匀，青中泛黄，滋润而不透明，显得十分浑厚稳定，胎釉结合非常紧密，都产自越窑。

香熏，又名"香炉"、"熏炉"，是一种卫生洁具，用于辟邪去味、熏衣洁室。《汉宫典职仪式选用》记载："尚书郎女侍史二人洁衣服，执香炉烧熏。"这种焚香熏室的习俗，至今仍流传。各地出土越瓷香炉众多，但造型风格迥然不同。东汉三国时，有镂孔罐形状的熏炉。

西晋时，有形似馒头，上部镂雕出花纹，中间开窗放香，底置三足的镂雕香熏。东晋时期的博出炉，炉体为豆形灯盏式。在杭州临安吴越水丘氏墓中，出土了一件褐彩云纹镂孔鼎炉，它由炉盖、鼎炉、炉座三部分组成。器物制作精良，造型庄重而优美，代表了五代时期越窑制瓷工艺的最高水平，确实是一件罕见的文物瑰宝。

1955 年，西湖出水的五代"龙凤纹银熏炉盖"，现藏于浙江博物馆。据载只存上面的镂空器盖，边缘为一圈缠枝忍冬纹。盖侧面镂空首位镶嵌四组凤凰，盖顶为一条三爪盘龙，造型艺术别致。

1976 年，丰惠镇后山出土青瓷香熏，五代时器皿。通高 7 厘米，口径 2.5 厘米。器形上部为绽放的荷花，莲瓣作沿，莲蓬镂空作熏，束腰，下部为喇叭形圈足，底内凹，圈足隐隐细刻荷叶及荷花，灰胎，施青釉，釉色匀称，滋润光亮。这些医药卫生用具的出土为我们研究这一时期医药卫生习俗的状况提供了难得的佐证。

（二）炮制药材

中药材在使用前必须根据医疗的需要进行处理，其加工制作的方法统称"炮制"。杭州中成药的制备始于东晋著名医学家葛洪在杭州等地炼丹，其《抱朴子》、《肘后备急方》等著作，流传甚广。杭州北山葛岭，因葛洪炼丹而得名，今洗药池、炼丹井等古迹尚存。他在《肘后备急方》中，记载了不少中成药的处方和剂型，这是杭州市中成药制药工场的最早记载。[16]据清乾隆二十五（公元1760年）《平阳县志》记载：唐（公元622～762年），真人马湘与其徒王延叟炼丹于松山。飞升丹灶、井、臼尚存。宋朝，中药炮制发展较快，当时除"本草"外，"方剂学"迅速兴起，如《太平圣惠方》、《太平惠民和济局方》、《圣济总录》等书中均记载有大量的炮制内容，而且由朝廷颁发的"局方"中明确提出对药物要"依法炮制"、"修制合度"。常用传统炮制方法分为清炒、炒黄、炒焦、炒炭、土炒、麸炒、米炒、蜜炙、酒炙、醋炙、盐水炙、姜汁炙、煅、煨、蒸、淬、飞等，目的是缓和药物性能，消除毒性，引导药物归经，提高治疗效果。药店制作饮片，主要靠太阳晒干，逢到连绵雨天，才用焙箱。切片后不能火烘的生晒术片、於术片等，只能等候晴天切片晒干，这是元朝以前杭州炮制中成药的简述。

　　以上是我们对自古至宋朝的杭州中成药制药方法、器皿的回眸。杭州城内古老药店里，挂着"岐黄正传"和"韩康遗业"横匾，说明唐朝以前，杭州的药店（铺）已经问世。唐、宋时期，杭州中药店铺纷纷开张，药品库存增多，采用了瓦罐、瓷瓶保管。后来，人们又使用缸、甏、坛、木箱保管。延至晚清时期，药店保管药品的方法大多采用晒、烘、焙、灰、封、窖、种 7 个方法。大药店栈房分工更细，设细货房、中货房、粗货房、拣药房、刀房、片子房、胶房、丸散房、酒房、鹿间等分类保管药材。

第四节　饮食卫生及疫疠流行

一、饮食卫生

在隋唐五代十国时期，杭州市民饮食结构没有太大变化，但古钱塘时期的饮食品种增多，有饭、粥、糕饼三大类，出现了一些名菜，如鲈鱼脍、莼菜羹。鲫鱼羹，也是流行大江南的名菜，在今杭嘉湖一带还有一些保健佳肴。唐朝医学家昝殷《食医心镜》记录了鲫鱼羹的烹饪方法："鲫鱼半斤，切碎，用沸豉汁花之，入胡椒、荜萝、干姜、桔皮等末。"羹成后，最好空腹服食，具有"调治脾胃"的良效。古杭州的素菜以竹笋、莼菜、瓜等常见。唐朝大诗人白居易为杭州刺史时，称赞杭州的地梨花酒，养生保健。

唐代宗时李泌任杭州刺史，他曾拜中书侍郎平章事，封邺侯，是中唐时颇有政绩的官员。到杭州后，面对杭州城内水质咸苦，居民饮水困难状况，他就把解决民汲问题作为当务之急。大历五年（公元 770 年），他组织人民开水口，筑阴窦，建六井，引湖水，为市民谋利。因此，"民足于水，井邑日富"，城市的重心也逐渐向湖东转移，为杭州城市的发展奠定了基础。在以后500多年中，李泌六井在市民的生活中起着重要作用，当时民感其德，筑邺侯祠祭祀他。现存最早记载六井位置的是苏轼在北宋熙宁六年（公元1073年）撰写的《钱塘六井记》，随后《咸淳临安志》等书中也略有记载：（1）相国井在井亭桥西，古称甘泉坊。南宋绍兴三年（公元1133年）丞相梁克家建亭覆于相国井上，故亭称相国井亭，桥称井亭桥。（2）西井，一名化成井，在相国井西。似在今解放路、延安路交叉口西北角。西井堙废在1652年，西井寺毁于大火。（3）方井在"三省激赏酒库西"，即今庆春路西头。可《钱塘六井记》又称方井为"附城"之井，在今六公园岗亭下。（4）小方井在今望湖宾馆北沿。当然，还包括金牛池和白龟池，在此免述。

　　唐朝的杭州刺史白居易和五代十国时的吴越国王钱镠等对西湖、镜湖、钱塘江和太湖等水系进行了综合治理，既保证了农田灌溉，又向人民提供了良好的饮用水源。白居易任杭州刺史时重新浚治城内的一些水井，白居易又曾亲品过孤山广化寺内的金沙井水。898年，武义县乡绅任留在县城西面二里湖山潭筑长安堰，引熟溪水进城，供部分居民饮用。五代时，在杭州吴山北麓挖掘了吴山井。在杭州河坊街中段小井巷开挖了天井，井口上刻有唐清泰三年（公元935年）开，实是吴越国时开挖的古井。吴越国时韶国大师在大井巷挖掘大井，1247年遇上大旱，井水不减，安抚赵愻立神祠其旁，明朝洪武初年参政徐本竖立"吴山第一泉"石碑。杭城小巷内有五代吴越国时挖掘的小井。吴越王钱镠曾在百井坊巷挖99井，宋室南渡后为御前军填塞，仅存3口，相去各数十步。钱镠还在祥符桥北挖钱王井，在凤凰山梵王寺廊南侧凿灵鳗井。钱武肃王在钱塘门内香泉坊挖有四眼井。因此，当时杭州人民饮用的水源来自西湖和就地凿成的一般井水，大大方便了人民的生活。约在宝正六年（公元931年），钱王武肃在寺内凿一口大井，上有99眼，俗称百眼井，它位于今延安路北段东侧，与中山北路相接，因巷内有此大井，故名百井坊巷，为杭州古巷之一。北宋大中祥符元年（公元1008年），改名祥符寺，故又祥符井。到康熙年间，百眼井仍然为百姓饮水之井。因钱王所凿，又名钱王井。今井深约4米，径约半米，井壁青砖错缝叠砌，新筑井圈。此井基本完好，成为千年古井。

大井巷，因位于吴山之麓，南宋称吴山坊，俗呼吴山井巷。元明沿袭，清初改名大井巷。巷内有五眼周长4丈大井，据南宋地方志《咸淳临安志》记载：是五代吴越国名僧德韶国师所开凿之井，"品其水味，为钱塘

第一，盖其山脉融液，独源所钟，不杂江湖之水，泓深
莹洁，异于众泉。"淳祐七年（公元 1247 年），杭州大
旱，城内诸水井皆涸，惟独此井水不干涸，"日下万绠
如常时，都人神之。"杭州知府赵忞上奏朝廷"建祠以
旌其异，又为亭覆其上。"明洪武七年（公元 1374 年），
浙江参政徐公本为其立碑，上刻"吴山第一井"5 字。
万历《钱塘志》载："寒泉迸溢，清甘不竭，俗名大井，
因以名巷。"

　　龙井位于西南群山起伏，松篁交翠，林茂花香的风
篁岭上。本名龙泓，又名龙湫。这里的水，大旱不涸，
当地人以为井与海通，中必有龙，故名"龙井。"

　　根据 2008 年 9 月 25 日《浙江文物网》桐庐县文物
普查办公室报道：桐庐县龙峰民族村双井坞自然村村口
有一口唐代双眼井。双井坞村在唐代时建村，村以井
名。井周围为一块不规则的当地花岗石，在石上凿出双
眼井。井呈圆形直壁式，井壁采用河卵石叠砌。两口井
井口大小基本一致。一孔眼直通水面，井口直径 0.40
米，井深 2.90 米。另一孔眼为假井眼，现已用一圆形
石块封闭，深约 0.50 米，人们略作弯腰就可以用手从
另孔眼中掬水喝。井口外沿一圈稍低凹，污水不会回流
入井。泉水清冽甘美，终年不涸。

　　值得附述的是隋唐时期杭州城内就出现了浴室供市
民洗澡。

二、疫疠流行

758 年，浙江水旱重困，疫疠流行，死者众多。[17] 762 年 10 月，浙江水旱交错，疫病大起，死者枕藉。[18] 唐代宗大历年间（公元 766～779 年），杭、越地区发生大疫，代宗敕："其有死绝家无人收葬，仍令州县埋瘗"，断绝尸体传染病菌的可能。贞元五年（公元 789 年）是夏，淮南浙东西福建等道旱，井泉多涸，人渴乏，疫死者众。[19] 唐德宗贞元六年（公元 790 年）夏，浙西大旱，井泉竭人多且疫，死者甚众。夏浙西疫。[20] 唐文宗太和元年（公元 827 年）春，浙西（今富阳）大疫。[21] 806 年夏季，浙江东部大疫，大部分人死于疫疠。[22] 唐朝太和六年（公元 832 年）5 月，浙西观察使丁公奏杭州 8 县灾疫，赐米 2 万石救赈，海宁始有疫疠流行记载。[23] 840 年台州，宁波疫病大起。[24] 869 年，浙江大疫。[25]

第五节　佛、道医药学

一、佛教医药学

唐朝在州一级设置官医，县级不设。某些寺院的僧人熟谙医药，这些寺院就成为周边民众求诊之处，有人为了便于医疗，索性迁居寺院旁。同时，巡游穷乡僻壤的僧人更能提供官医鞭长莫及地区的医疗救助。由于岭南、四川、云贵及江南部分地区盛行巫医，这给僧人提供了在巫医之外医疗的机会，客观上极大推动了佛教医药学的迈进。

（一）僧侣医师

古代浙江中医药学兼精佛理者人才辈出，僧侣行医济贫者亦群星璀璨。开平元年（公元907年）吴越王在杭州木子巷北建千顷广化院，南宋时为临安府祝圣道场。寺院僧了性精通医药，经常为民治病，医绩显著。北宋苏东坡为其写了《六观堂老人草书歌》，南宋赵阅道为其堂室题匾"垂慈堂"，以表彰他的医术。北宋杭州西溪寺僧精通外科，附近一户田家病癞，全身溃烂。西溪寺僧检查后认为是天蛇毒，取木皮（秦皮）煎煮1斗，请病人吞服，没几天田家病愈。杭州千佛寺有一位异僧，离开寺院前留下了《咽喉脉证通论》一书，其他寺僧得到后，秘不外传，用书中的秘方为周边群众治病，深得赞誉。湖州道场山僧集珍膏治恶疮颇有名气。天台僧用红粮子、大枣掺起来制成丸，专治坏症伤寒病，疗效特殊。唐朝牧牛和尚，武义人，是该县普宁寺僧，尤善医术，对贫富者皆授以药方，不图报酬。宋朝释奉真，宁波僧人，诊视技术不差铢分，名闻遐迩。释元觉，宁波僧人，其医术得自释奉真。释法琮，宁波僧人，其医术追随释元觉。

潘璟，字温臾，自号竹林老人，隋唐间人，名医也，尤其擅长妇科。晚年隐居长垣，以医济世。虞部员外郎张咸妻孕五岁，南陵尉富昌龄妻孕二岁，团练使刘彝孙妾孕十有四月，皆未育。璟视之曰：疾也。几医妄以为有娠耳，于是作大剂饮之。虞部妻堕肉块百余，有眉目状。昌龄妻梦二童子，色漆黑，仓卒怖悸疾走而去。彝孙妾堕大蛇，犹蜿蜒不死，三妇人皆平安。贵江令王霁夜梦与妇人歌讴饮酒，昼不能食，如是三岁。璟治之疾益平，则妇人色益沮，饮酒易急，歌讴不乐，久之遂无所见。温叟曰：病虽衰然未也，如梦男子，青巾而白衣，则愈矣，后果梦即能食。璟殁后，世人建"竹林寺"于浙江萧山县，以"神医"供奉之。[26]

（二）国外的医药交流

中国医学是东亚古代医学的主要来源之一，中国医书、医术传到日本、朝鲜等国，自隋唐以迄元明，史不绝书。邻国的学问僧、医药学家来杭州学习中医药学、然后携宝回国推广的大有人在，杭州籍医药学家横渡海峡前往邻国传经送宝的比比皆是，中医药著作和药材流传或运往国外的数量较多，有益于当地医药事业的发展。

589年，隋朝统一全国，尤其是贯通南北的京杭大运河的开通，促进了杭州社会经济的发展，有利于大江南北和各民族之间的科技文化交流，为杭州医药学走向世界开辟了道路。此后，在这一领域里，杭州与国外的交往日趋频繁，大大促进了双方的医药学嬗递，为杭州及周边各国人民的身心健康作出了贡献。

唐朝在政治、经济、文化、医药等方面取得令人瞩目的进步，成为亚洲各国学习的一个中心。而在日本，正是推古天皇时期，日本圣德太子进行了一系列的政治改革，他向我国派出留学生，直接把儒教、佛教以及汉方医学带回国去。隋唐时期，每次随同日本使节来华的，有长期在华学习的"留学僧"和短期访问的"请学僧"，他们中的许多人在浙江天台、宁波等地修禅，是为后来日本天台宗渊薮。日本流传的《康治本伤寒论》就是当时僧人带回的抄本。[27]在医学史上有名的如倭汉直福因、药师惠田、羽粟翼、菅原椎成、玄昉，他们回国后仅服务于上层社会，造成了16世纪前的汉方医学仅属于宫廷贵族的现象。

古代，除杭州的医药学大量传出周边国家外，国外的医药学也纷纷传入杭州，给杭州的医药学增添了新鲜血液。三国两晋南北朝，是我国与外国医药交流的正式开始阶段。隋唐时期中国医药学比以往任何时候都繁荣，而且由于当时中医学处于领先地位，对近邻日本、朝鲜等国的影响更大。当然，中医药在中外医学交流中也吸取了国外的用药经验、处方、药物，甚至医学理论。

二、道教医药学

隋唐时期，道教最盛。浙江道教庙观林立，道家兼精医理者大有人在。在用炉鼎烧炼铅、汞等矿石或掺和草木药以制"长生不老"丹药的同时，源于行气、导引、胎息等养生术的道教内丹术也开始在唐朝兴起。

唐朝时杭州盐官马湘，曾在瑞安西岘山下栖居，用草药医治病人，与徒弟王延叟在松山炼丹。

唐朝杜光庭，字圣宾，晚自号东瀛子，括苍（今松阳）人，少时应举不第，唐懿宗咸通年间乃入天台山为道士，后成为道门领袖。平生著作颇丰，收入《道藏》的就有20多种，他提出的儒、释、道三教无别的思想在当时有进步意义。喜宗幸蜀，召见，赐紫衣，充麟德殿文章应制，王建据蜀，赐号广成先生，除谏议大夫，进户部侍郎。后归老于青城山，此书题曰天师。据陶岳《五代史补》亦王建时所称也。考光庭所著，多神怪之谈，不闻以医显，紫书殆出伪记，其词亦不类唐末五代人，钱曾《读书敏求记》以为真出光庭，殊失鉴别，其注称高氏、伍氏所作，而不题其名，后附《持脉备要论》三十篇，亦不知谁作？引王叔和纂《脉诀》，而不知叔和有《脉经》则北宋以后人矣。他又撰《玉函经》3卷（一作2卷）又名《广成先生玉函经》，全书论述脉理，编为生死歌诀上、中、下3篇，阐述脉理关系，颇为曲达，其中引入西方十二官说。但《玉函经》的原著刻本现已很难觅见。现流传的是宋朝紫虚真人崔嘉彦引述古医籍，并结合个人见解的注释本。宋·雀嘉彦复引《内》《难》诸经，《伤寒》《金匮》论脉内容，为其注释，前有光庭骈文自序数行，从该书可见唐朝医书文体多简奥。《四库全书总目提要》曰：《杜天师了证歌》1卷，旧本题唐朝杜光庭撰。后来他归老于青城山，亨年85岁，死后葬于清都观。

司马承祯，字子徵，又字道隐，天台道士，唐朝河内温人（今属河南温县）。少好学，薄于为吏，遂为道士。事潘师正，传其符箓及辟谷、导引、服饵之术。尝遍游名山，栖止于天台山玉霄峰，自号白云子。睿宗、元宗，屡台至京，固辞还山，将行，卢藏用指终南山曰：此中大有佳趣。承祯徐曰：以仆视之，仕官之捷径也。承祯著有《坐忘论》1卷、《天隐子口诀》（一作《修真秘旨》），《天隐子养生书》1卷，为唐朝辟谷、服气、导引专书。又撰《采服松叶等法》1卷。卒年89岁，赠银青光禄大夫，贞一先生，元宗亲撰碑文。

柳泌是台州刺史，精通医理和道学，818年12月唐宪宗敕令他到台州执政，第2年10月下旬他一到台州就登天台山采信仙药，并驱使民众一起采药，一年中毫无收获，惧罪潜逃山中，后被浙西观察使捕送京城。[28]唐朝咸通时期道家丁飞在杭州灵隐龙泓洞修道，读书采药，力田自给，医治病人，颇受周边群众的爱戴。杭州人暨齐物，师从道教玉清观朱君绪，授受法箓、神符、秘方，救物不怠，后入大涤山，建垂象楼隐居。

睦州分水（今桐庐）人施肩吾即为道教内丹修炼术的关键人物。施肩吾，唐元和十五年（公元820年）进士，他不等授官就东归故里"栖心玄门，养性林壑"。太和（公元827～835年）中，自严陵入洪州（今南昌）西山访道修山。他师承钟离权、吕洞宾，所著《西山群仙会真记》，以阴阳五行之说论炼养精气神之术。

唐朝时期，新罗（今朝鲜）与浙江有医药学方面的交往，新罗人从定海、宁波运入药材等货物。893年，浙江籍人士杜光庭在《玉函经》中引入西方十二宫说。

葛洪官任洛仪参军时，曾在今天的海宁硖石东山上炼丹药，据传，当初的"炼丹井"残迹犹存。又传，在海宁硖石东南20多公里之外的谭仙岭"相传为五代谭峭炼药得道处"。

综上对隋唐五代十国时期浙江医药的回眸使我们认识到，唐朝浙江医官、生的设置，开启了设官建制管理浙江医药行业的先河。浙江出现了陈仕良、陈藏器等一些医药学家。浙江的中草药材十分丰富，产地较广，品种较多，吴越国朝贡北宋的香药品种繁多。在浙江出土的文物中有唐朝药店的黄釉研钵、瓷质唾壶、瓷质脉枕等医药卫生器皿。在杭嘉湖一带还有一些保健佳肴。这一时期，邻国的学问僧、医药学家来杭州学习中医药学、然后携宝回国推广的大有人在，杭州籍医药学家横渡海峡前往邻国传经送宝的比比皆是，海内外医药交流频繁。

参考文献

［1］二十五史·新唐书·百官志［M］．册6．上海：上海古籍出版社，1986：4269～4270．

［2］李时珍．本草纲目［M］．呼和浩特：内蒙古人民出版社，2008：5．

［3］二十五史·新唐书·孝友［M］．册6．上海：上海古籍出版社，1986：4720．

［4］白居易．白居易集［M］．长沙：岳麓书社，1992：83．

［5］［元］嘉禾志·人物［M］．卷12：1288．

［6］二十五史·新唐书［M］．册6．上海：上海古籍出版社，1986：4720．

［7］二十五史·新唐书［M］．册6．上海：上海古籍出版社，1986：4746．

［8］二十五史·隋书［M］．册5．上海：上海古籍出版社，1986：3458．

［9］二十五史·隋书［M］．册5．上海：上海古籍出版社，

1986：3360～3363.

[10]［唐］张鹭．唐宋史料笔记丛刊·朝野佥载卷一，1979：17.

[11] 二十五史·旧唐书［M］．册5. 上海：上海古籍出版社，1986：3546.

[12] 二十五史·旧唐书［M］．册5. 上海：上海古籍出版社，1986：3928.

[13] 张联元．天台山全志·物产［M］，卷4. 1717：51

[14]［宝庆］四明志·叙赋（下）·市舶［M］．卷6.

[15] 林士民．浙江宁波出土的唐宋医药用具．文物［J］，1982（8）：91～93.

[16] 钟毓龙．说杭州·泉［M］．杭州：浙江人民出版社，1983：161.

[17] 魏源、裴琏修纂．［康熙］钱塘县志［M］．卷12：1718年刊本，［民国］杭州府志．卷82.

[18] 二十五史·新唐书·代宗纪［M］．册6. 上海：上海古籍出版杜，1986：4150.

[19] 二十五史·旧唐书［M］．册5. 上海：上海古籍出版社，1986：3527～3531.

[20] 二十五史·新唐书·五行志［M］．册6. 上海：上海古籍出版杜，1986：4234.

[21] 陈文骤、吴庆坻．杭州府志·祥异1. 民国十一年（1922）铅印本，卷82：：81.

[22] 二十五史·新唐书·五行志［M］．册6. 上海：上海古籍出版杜，1986：4234.

［23］二十五史·新唐书·五行志 ［M］. 册6. 上海：上海古籍
　　　出版社，1986：4234.

［24］二十五史·新唐书·五行志 ［M］. 册6. 上海：上海古籍
　　　出版社，1986：4234.

［25］二十五史·新唐书·五行志 ［M］. 册6. 上海：上海古籍
　　　出版杜，1986：4234.

［26］洪迈. 夷坚志·甲志. 卷8. 续四库全书. 上海：上海古籍
　　　出版社，1996：1264～699－700.

［27］长尺元夫. 康治本伤寒论研究 ［M］. 东京：健友馆，
　　　1982：77.

［28］二十五史·旧唐书·宪宗纪 ［M］. 册5. 上海：上海古籍
　　　出版杜，1986：3539.

第五章　北宋时期浙江医药学

北宋时期，两浙地区的社会经济在隋唐五代十国的基础上迅速腾飞，成为全国发达地区，苏东坡赞曰："两浙之富，国用所恃"。北宋时期，浙江的经济、文化、科技、教育、学术和文艺都居全国前茅，达到高度昌盛时期。北宋初年，全国设路、州、县三级行政区划。浙江地区属两浙路，境内设置了杭州、秀州、湖州、睦州、越州、明州、台州、温州、处州、婺州、衢州等 11 个州。

当时浙江水利开发取得了举世瞩目的成就，兴修了江北捍海堰、江南海塘、钱塘江海堤、西湖、东钱湖和鉴湖等水利工程，农业生产已开始向商品化、专业化的方向发展。手工业在生产规模、产品种类、数量和质量以及技术水平上亦居全国前列。其中的纺织、造船、冶铸、造纸、制瓷、酿酒、小手工艺品诸业精品叠出，畅销国内外。北宋时，杭州与汴京、福建成为我国三大印刷中心。活字印刷术的发明者毕昇，在庆历年间（公元 1041～1048 年）就是杭州书籍铺的优秀刻印工。当时，杭州还能雕印青、蓝、红三色的图画、日历、钞引（证券）和会子等，上海博物馆至今还保存南宋杭州的会子铜刻板，其版式为长方形。宋时，官刻、私刻印刷品均为全国之首。北宋时，杭州酿酒成为江南的最大产地。我国一本制曲酿酒技术的专著《北山酒经》就在杭州诞生，编者朱肱。北宋至道元年（公元995年）在杭州设置"织务"，专门管理并收购绢达25万匹，占浙西七州三分之一强。此外，造船、制扇等手工业都很发达。商业呈现出一派蒸蒸日上的景象，海外贸易十分频繁。宋太宗端拱二年（公元989年）设立市舶司，杭州成为全国三大对外贸易港之一。北宋前期，杭州人口增加了一倍。据元丰年间（公元1078～1085年）的《九域志》载，彼时杭州人口已达202800多户，成为江南人口最多的州郡。五代至北宋前期，杭州已成为"四方之所聚，百货之所交，物盛人众"的大都会。杭州的经济、文化、科技、教育、学术和文艺都居全国前茅，达到高度昌盛时期。北宋嘉祐二年（公元1057年），梅挚出任杭州知府，宋仁宗赠诗示宠，称赞杭州是"地有湖山美，东南第一州"。可见北宋时期的杭州，已经成为东南沿海的大城市。

北宋时期，浙江文人荟萃，其中在《宋史》中专门列传的有84位人士，在朝中任宰相的有4人，著名词人35人，画家22人，儒学大师106人。自然科学家沈括、毕昇、喻皓三位被当今世界一致推崇为中国古代科学巨匠。在浙江任过官的王安石变法推动下，太医局医学教育有新的发展，并在社会上普遍形成钻研医学的风气。范仲淹的"不为良相则为良医"名言，导致儒医的大量出现，提高了医药研究者的基础文化水平，再加上浙江独特的地理环境，使医药学更为昌盛。浙江地处亚热带湿润季风区，气候卑湿，地气燠热，雪霜较少，致使病因繁杂，有利于医生的医技提高。浙江人口密集，1102年两浙的人口数为3 767 441人，1162年激增到4 327 322人，疫情极易流行，这给浙江医家们极好的临床实践机会。浙江丰富的药源为治病救人提供了保障，并推动了制销药品业的发展。北宋末年，浙江各州县设立了医学官制和惠民药局，掌管药物，为民治病。还出现了杭州第一所亦是当时中国为民服务的最大医院"安乐坊"，出现了在浙从政者、文化名宿、宗教巨擘兼精医药学的现象，许多人通过家传、拜师、私淑、考取科举转而攻医等途径治学成长，使得北宋浙江名医人数占全国第二位，约达100人。医药用具烧制兴隆，饮水卫生治理有力，医药慈善事业蓬勃发展。浙江与国外的医药交流频繁，香药等国外药材纷纷输入中国，在传统的中医药谱里增添了许多新药。期间，涌现了日华子、陈衍、朱肱、王执中、闻人耆年等一批闻名九州的医家，产生了《日华子本草》、《宝庆本草折衷》、《读素问钞》、《备急灸法》、《三因极一病证方论》等一大批医药名著。在病因病机、辨证论治、针灸经络与本草方剂等许多领域的研究，其中以自然科学的成就带动了医药研究水平的提高，浙江居领先地位。1075年，沈括撰《沈存中良方》（后人增入苏轼收集的方剂合编为《苏沈良方》），书中记载有"秋石"（尿甾体性激素）的制备法，其技术水平已达到20世纪化学成就。他在《梦溪笔谈》中以丰富的生物科学知识纠正了前人在药物研究上不少失误之处，强调药物实效，提出药理作用。1089年，杭州太守苏轼以集资、捐款形式在众安桥创建了我国最早的公立医院安乐坊。1107~1110年间，太医裴宗元、提举措置药局陈师文（均为山阴人）受敕校订北宋官药局所收集的药方，编成世界上最早的国家药局制方《和剂局方》，并颁行全国。1130年，临安设政府药物专卖机构熟药所，几年后改名太平惠民局，一直延续到元朝。在妇产科胎产方面，咸平元年（公元998年），台州永安县王旺产三男。……嘉县民王贵、永康县民罗彦瑶温县民杨荣毗妻产三男。重和元年（公元1118年）十二月，黄岩民妻一产四男子。在治疗舐目方面，1108~1131年，翻阳益镒，皇庆间诸暨丁祥一，皆以亲丧明，以舌舐之，复能视。因此，这一时期浙江中医药的发展处于全国先进行列。

第一节　医药卫生行政管理机构

一、医药卫生行政管理机构的建立

北宋时期，浙江医政机构的建立已与北方发达城市亦步亦趋，紧追不舍，但仍有差距。浙江的医政机构赓续了唐制，北宋初年就在杭州的行宫（即钱王旧宫址）设有御药院。抚民的"养病坊"、"施药局"纷纷诞生，出售成药的世界上第一所药局"太医局卖药所"、"和剂惠民局"也相继问世。

全省各府州县设立了惠民药局。北宋天圣年间（公元 1023～1032 年）台州府设医学长官和药局，管理医政和防疫。宋仁宗天圣元年（公元 1023 年）十一月丁酉，政府颁布律令，严禁两浙巫觋扶邪术害人者。[1] 光绪二十四年（公元 1898 年）《於潜县志》载："宋元祐（公元 1086 年）设惠民局，县南百步街西"。1103 年，绍兴也设有官药局，管理药品制作。1115 年，省内各府州县设立了医学官制，负责医疗工作。如衢州复置州、县医学，设博士、助教各 1 人。[2] 北宋政和五年（公元 1115 年）衢州各府县、浦江、龙游、兰溪、於潜、象山等县都设置了医学机构和惠民药局，掌治药物，为民治病，深受人们欢迎。[3] 民国十四年（公元 1925 年）《昌化县志》载：昌化县"惠民药局县西，宋令章伯奋建，元移置东三皇庙左，明洪武三年（公元1370年）徙置宣和坊东，清道光年俱废"。"药王庙县南三十里浪川"。1981年，临安镇出土《明洪武礼部（临安县医学记)》印章1枚。

北宋元祐四年（公元1089年），苏东坡出任杭州太守，拨出官缗2 000贯，连同自己捐出的50两银子，在城市中心地带（惠民路附近）建置病坊，取名安乐坊，派寺院僧医管理坊事，聘请名医坐堂治病。苏氏常躬身病坊，安抚患者，提出各种改进意见，大大提高了医疗水平。他还按照病人患疾的轻重，隔离治疗，以防传染疫疠。苏东坡还亲自配制了一种圣散子药丸，它既可退烧又可止汗，既可开胃又能滋补，苏氏用这种药救活了疫病患者数以万计。安乐坊在3年中治愈近千人。后来，在两浙漕臣竭力禀报朝廷的情况下，皇上"赐紫衣及祠部牒一道"，嘉奖管理病坊的医僧。苏东坡选任朝官之际，近臣馈送5两金子、150两银子，他全部转送给病坊，用作扩建购地经费。苏东坡离杭前将此病坊搬到西湖边，改名安济坊，继续为民治病，由公立变为自负盈亏的私立医院。因此，这一医院是我国历史上最早公私合资的医院，亦是当时全国最大的面向民众的医院。

二、官医相兼

古代中国官制是我国奴隶社会和封建社会时期国家机器结构的表现形式之一，它反映了当时政权的性质和施行统治的具体手段。从秦朝建立统一的封建王朝起，2000多年来的设官分职，大体一脉相承。医学界的职官早在此前问世，随后品秩越来越多，职掌逐渐分明。我们从浩如烟海的史料中，收集了自古迄北宋期间的浙江籍政府官员兼精医药学者以及医药学家出任医官者的材料，列成表4和表5，以便从一个侧面辨析古代中国官与医的关系。

表4 浙江籍职官兼精医药学者简表
（自古迄北宋时期）

朝代	姓名	籍贯	职官	学科	朝代	姓名	籍贯	职官	学科
东汉	王充	上虞	郡功曹	养生	唐	陆贽	嘉善	中书侍郎	流行病学
魏	嵇康	上虞	中散大夫	养生	唐	杜光庭	丽水	户部侍郎	内科、养生
晋	王宏之	上虞	司徒主簿	药学	唐	陈仕良	杭州	陪戎都尉	药学
南北朝	孙溪叟	上虞	州刺史左吏	外科	唐	陈藏器	宁波	县尉	药学
梁朝	姚菩提	武康	高平令	儿科	唐	许寂	绍兴	左谏议大夫	内科
北周	姚最	武康	太子门大夫	药学	宋	董溱	奉化	翰林驻泊	内科
北齐	徐道度	杭州	太守	针灸	宋	沈括	杭州	龙图阁待侍	内科
南朝	徐嗣伯	东阳	正员郎	外科	宋	罗适	宁海	朝散大夫	内科

表5　浙江籍医药学家兼精医官者简表
（自古迄北宋时期）

朝代	姓名	籍贯	医官	学科	朝代	姓名	籍贯	医官
齐	姚僧垣	武康	太医下大夫	内科	宋	裴宗元	绍兴	太医令
唐	胡廷寅	绍兴	太医院御医	内科	宋	靳从谦	杭州	御直翰林医官
宋	汪夫人	兰溪	掌内府药院	妇科	宋	李信	杭州	太医院待侍

第二节　医学教育、医家学派及医药学家

一、中医教育

伴随着家传式中医教育出现的是兼收他人作门生的带徒式。南宋以前，浙江名医带徒风气盛行，其影响逾越家传式。同时，政府还大力倡办医学教育机构。1076年，王安石实行变法，对医学教育也进行了改革。太医局不再隶属于太常寺，另设一名提举和两名判局官，由精医人士担任。并且每科设一名教授，选翰林医官以下与上等学生及社会上的良医充任。太医局成了独立机构，为医学教育改革开辟了道路。1102年，太医局由国子监管辖，医学教育列入了正规的教育系统。由于胡缓、范仲淹、王安石先后来浙江任官办学，推动了我省的医学教育事业。

二、医家学派

(一) 海宁郭氏妇科

海宁郭氏妇科，渊源很长，开始于宋代郭昭乾。郭昭乾，字汝端，唐代汾阳王的后代，祖籍河南。由儒学医，擅长诊治妇产各病，享誉汴京，1013 年徙临安。宋高宗南渡，郭氏全家南迁，居住武林（今杭州）。相传郭府男女都通医理。昭乾的媳妇冯夫人，郭敬仲的母亲尤其精于妇科。郭氏医名自昭乾始三传至曾孙郭时义。建炎元年（公元 1127 年），孟太后疾召医，时义以母冯氏应召，奉诏进宫，依牡丹方治之脱，治好了孟太后的病，被封为"安国夫人"，赐田，赐葬，赐药碾如铁舟，并赐国姓"赵"，在海昌（今海宁）建了府第，于是世代居住在那里，至今称赵郭里。郭氏，一向乐善好施，闻名遐迩。有一天，有个道长病倒在郭家门前，郭敬仲（系第三代传人）听到后，马上叫家人把道长抬到中厅，给他调治，调养一个月，道长康复以后，不辞而别，只留下一朵大牡丹在桌上。这牡丹共有 13 个花瓣，每瓣写着药方，共 13 个药方，凡是妇科各病，依据这些药方辨别医治，马上奏效，于是称为"郭氏妇科十三方"，成为传医的秘本。"十三方"实际是郭氏几代行医的经验积累，是临床有效的药方。"郭氏妇科"，从昭乾开始，到"安国夫人"，再传到敬仲（时义），因善于医药，敕封"光禄大夫"。此后历代相传，至今海宁还有继承人，经历20多代。

（二）宁波宋氏女科

宁波宋氏女科，亦浙江"四大"妇科世系之一，负盛名于浙东，历史悠久，学验俱丰，代有名医。据史料称，宋氏，祖居湘之郴州（今湖南郴县），为当地望族，官宦人家，素习儒，非以医为业。至广平公宋璟，儒而精医，每见堂下吏有疾，则审视之，诊断无不中鹄，药之亦莫不速痊，世人神视之。其夫人余氏，窃其术，专究妇人病，而济于世，虽间间小民之妇，靡不被其泽，宋氏女科实从而肇其端也。

宋朝，建炎初，有祖名钦者，由进士任七子城使，扈驾南跸，卜居于四明（今宁波）。嗣后，或有科举而显于朝，或有以医术鸣于时，居甬者则世代相亲，于医之道者，亦代不乏人。至明朝万历时（公元1573～1620年），有宋林皋，已属二十余世之医者，精于女科胎、产、经、带的调治，疗效卓著，名闻遐迩，医名冠浙东。林皋体会女科之书，自《产宝》、《全书》之后，间有发明，然亦挂漏甚多。于是，集历代女科之书，芜支陈言，独存精义，参合己见，并特经筛选，取灵验、切要之方226首，撰成《宋氏女科秘书》，此书成于万历四十年（公元 1612 年），用传后世。

宋氏妇科，自唐、宋、明、清，迄今传人不绝，堪称渊源久远，代不乏人。且初时仅传子、孙辈，后亦授外姓弟子，而今其传人分布在宁波、舟山、杭州等地，桃李遍布江浙。

（三）绍兴"钱氏女科"

绍兴"钱氏女科"，为浙江"四大"妇科流派（嘉兴陈氏、宁波宋氏、萧山竹林寺、绍兴钱氏）之一。世居山阴（今绍兴）的石门槛，故又称"石门槛女科"。据《语肥堂钱氏族谱》载："第十一代（北宋末年）始操女科业，为钱氏女科之鼻祖也。"石门槛为钱氏世居之所。钱氏本为望族，原非以医为业，至宋代，钱氏之十一代裔孙，始治妇科。《嘉庆山阴县志》亦载云："钱氏，自南宋以来，代有名家。至家塥，而荟萃先世精蕴，声远播焉"。据《钱氏族谱》载，钱氏第 11 代（北宋末年）始操女科，迄今已行医 22 代，以《大生秘旨》、《胎产要诀》和《钱氏产科秘方》为衣钵，宋高宗赵构在绍兴行宫暂留期间，后妃染疾，每延钱氏女科诊治。到明清时期已成为江南医学旺族。

钱家塥，字承怀，为钱氏第十四代孙，承先祖业，继世医志，撷前人之精华，参切身之体验，医名益盛。其子，廷选（十五世）；孙，登谷（十六世）；曾孙，琦瑶（十七世）；茹玉（十八世），皆承家学，精胎产，且不外传，其传者，亦只传子而不传女。直到清代，十九世医钱宝灿，破除陈规，收授外姓徒弟二人：一为绍兴徐绍忠，一为杭州何九香（何氏妇科实源出绍兴钱氏），皆有医声，且已枝茂叶盛。当然，钱氏女科的传人仍绍其业，迄今已二十二世。有家传《胎产要诀》，代代珍藏。

何九香，清代道光、光绪间（公元 1831～1895 年），钱塘（今杭州）人。从绍兴名医钱宝灿游，生平勤奋好学，崇尚实践，深研妇科诊治，颇多心得。时浙江抚台因其女"经闭腹膨"，疑为不贞，何氏诊之，力辨其非，用药后，下瘀血盈盆，其恙即痊，由是医名大振。子稺香（公元 1870～1949 年），承其业，亦负盛名，"石牌楼"诊所门庭若市。其后又历有传人。其学则当根于"石门槛钱氏"欤。

（四）绍兴三六九伤科

绍兴三六九伤科，世居山阴下方桥里西房，故又称下方寺里西房伤科，它起始于宋高宗绍兴年间，沿袭 20 多代，迄今已有 800 多年历史，其伤科源于少林，其鼻祖为嵇幼域，他早年拜少林寺武师徐神翁为师，学习武功和医术，后护驾至杭州，悬壶行医，堂名"善风草堂"，一边修行授徒，一边为民治伤，不久医名鹊起，著有《秘传伤科》。三六九伤科主辨证内科之说，辅以外科针灸术。

（五）靳氏儿科

靳氏儿科，渊源有素，据考始于北宋，靳豪为第一人。祖籍乃河南汴京，以售药而为人治病，豪则德行高尚，以善举为乐，终年设浆、粥铺于市，以济贫穷者，其后则专门从事儿科的治疗，传百年而不衰，经约七世家学。

靳豪，原籍河南开封，北宋时居汴京之显仁坊，市药兼行医，每日设浆、粥于肆，免费以济贫困者。宣和间（公元1119～1125年）得治小儿疾之秘方，试之奇验，遂以儿科享盛誉于京城。高宗南渡，豪扈跸至武林（今杭州市），仍操业儿科，凡仕大夫之子、女有疾者，必邀之治，辄有显效。帝闻之，遂诏进太医院，晋为太医。数传至从谦，仍承业。

靳从谦，乃靳豪之后。为御直翰林医官，因医术精湛，特敕赐晋三阶，并恩赏《百子图》，且以所居之巷命曰"百子图巷"。故自南宋绍兴三年始，靳家有《百子图》传世。

靳起蛟，字霖六，乃从谦之后。宋代，居武林，以医为业，承家学，尤精药学，著有《本草会编》。

靳鸿绪，字若霖，起蛟之子。读书善文，但不欲就科举，承先世之"儿科"医，因其有扎实之文字根底，故深探《内经》之旨，其术益精，辑有《内经纂要》。

鸿绪有三子：长子，咸，字以虚；次子，吉，字元庵；三子，谦，字仁若。皆诸生，并得父之嫡传，而善医。可见靳氏儿科，乃世袭家传，经久犹盛也。

三、医药学家及医著

（一）各地医药学家

北宋时期名医辈出，考其籍贯地有明显集中于江浙一带的倾向，尤其有贡献的浙江籍医药学家人数占全国前茅，现按浙江省各地胪列如下：

杭州：裴宗元、陈师文、沈括、陈沂、王衮、裴宗元、范思贤、李立之、郎简、陈承、王复、靳起蛟、稽清、靳鸿绪、范防御、范思贤、徐防御、王介、严防御、周守忠、章杰、邢氏、吴观善、郭昭乾、初虞世、陈谏、李立之、曹五、林洪、陶华、严观、彭浩、金刚中、祝氏、严恭、潘殿直、林逋、陈静复、货药道人、张上舍、千佛寺异僧、郭冯氏、靳豪、靳从谦、萧氏、临安名医、管范、僧法坚、沈允振、肖氏、管归真、西溪寺僧、杭州婢、杭州道人、钱宗元。萧山：僧高昙、僧涵碧、僧广岩、僧志坚、僧子傅、僧静遄、僧大有、僧华玉、僧道印、萧山恶医。临平：僧法本。余杭：岑村人、僧了性。建德：监寺僧。於潜：唐子霞。宁波：释奉真、释元觉、释法琮、王作肃、高衍孙、史源、魏岘、医偏肠毒道人、陆从老、陈安上、楼琦、楼钥、僧了性、藏中立、王承宣、史弥守、俞正臣、魏邢部。宁海：罗适、韩宸。奉化：周尔皇、舒津、陆貂、陆晖、董溓、陆溥、李中。余姚：虞氏、程迥、张永。象山：卞大享。温州：僧法程、僧道光。永嘉：卢檀、周无所、王硕、戴煟、施发、王昈、屠鹏、王叔权、卢祖常、夏元鼎、刘拱辰。瑞安：王执中、张声道。嘉兴：谢医、骆飞尘、闻人耆年、闻人规、徐名世、周澄、严秋蟾。海宁：陈迁、郭敬仲、郭时义。桐乡：蔡梅友、蔡渊斋、蔡竹友。湖州：朱肱、姚称、陆修静、章杰、道场山僧、严秋蟾、牧羊子、王克明、周端仁、治酒鼻查小兵、刘寿、莫伯虚。安吉：下蛇医、雄黄医。长兴：贾耘老、刘寿。绍兴：陈师文、王璆、伍捷、张升之、王宗正、嵇绍、嵇幼域、陆游、诸葛兴、王小八、钱氏女科。诸暨：杨文修。上虞：赵才鲁。金华：谢天锡、卢鸿、金华老人。兰溪：郭时芳、郭桂、汪夫人。武义：汤晙。义乌：朱杓。东阳：汤衡、汤民望、陈氏、李明甫、章明道。常山：阎明广。台州：黄宣、王世臣。天台：张伯瑞、天台僧、黄宜、王可道、胡德完、张无梦。黄岩：徐似道、陈万卿、葛自得、陈衍。衢州：申受。仙居：湛新道人。临海：王卿月。丽水：

陈坡、钱竿、王硕、鲍志大、冯守经、吴嗣英、何俦。松阳：毛梓孙。青田：陈言、余刚。龙泉：吴应能、吴子桂。缙云：赵初旸。

（二）政治家兼精医药者

值得注意的是，北宋时期有几位杰出的政治家在浙江任官期间，实施了一系列医药学方面的措施，对这一领域的腾飞推波助浪。北宋期间镶嵌史籍的约有43位浙江籍及在浙江执政过的医药学家，这些人物中有著名的政治家赴浙任官对浙江医药学发展起过重大作用的，有文化界名人兼精医药学的，有宗教界人士精湛医理的。"医儒不分家"，是中国古代社会特有的一种现象。许多老夫子大都略通岐黄之道，而悬壶济世的老郎中也会附弄风雅子作诗唱酬。北宋范仲淹"不为良相，当为良医"的理念深入人心，济世救民成为读书人的两大抱负。至此便出现了"儒医"之名。朱肱、许叔微、李时珍等都曾习举子业，而王安石、苏轼、沈括等一大批文坛巨匠，医学功底也不薄。因此，书生气十足的古代良医们，常常将中医学的很多知识，用一种非常浪漫写意的方式表达出来，其构思之奇特，用词之精巧，往往使人惊叹不已。

1. 范仲淹

范仲淹是北宋时期一位锐意改革、励精图治的政治家。他在 1034 年任睦州（今建德）知州、1039 年任越州（今绍兴）知州、1050 年任杭州知州时均以兴学培训人才为重，并对浙江医疗卫生事业倾注了心血，并提出了流芳千秋的名言"不为良相，当为良医"，把医药事业摆在了很高的地位。人们高度评价他："历代宰相通医者，伊尹而后，狄梁公（仁杰）、范忠宣公（赟）、范文正公县卫。"

2. 王安石

王安石是北宋著名的政治家和文学家，1047～1050年间任鄞县知县。他很重视医学，反对巫术，关心民间良医，支持校刊医学。他在《临川集·礼乐记》中说"神生于性，性生于诚，诚生于心，心生于气，气生于形"，突出了养生中养德的地位。1048 年他在鄞县县府门外刻竖《善救方》石碑，1076 年创办太医局卖药所，培植药草，精研《偏头痛方》，改革医学教育选拔医药人才等，这些都反映了他对民间疾苦的极大关注，推动了该县医药卫生事业的发展。

3. 苏东坡

苏东坡是北宋著名的文化巨匠，也是杰出的医药学家。北宋元祐四年（公元 1089 年），苏东坡出任杭州太守，拨出公款 2 000 缗（缗是宋代铜币计量单位，相当于"贯"），连同自己捐出的 50 两银子，在城市中心地带（今杭州惠民路附近）建置病坊，取名安乐坊，派寺院僧医管理坊事，聘请名医坐堂治病。苏氏常躬身病坊，安抚患者，提出各种改进意见，大大提高了医疗水平。他还按照病人患疾的轻重，隔离治疗，以防传染疫疬。苏东坡还亲自配制了一种圣散子药丸，它既可退烧又可止汗，既可开胃，又能滋补，苏氏用这种药救活了疫病患者数以万计。安乐坊在3年中治愈近千人。后来，在两浙漕臣（分管财政）竭力禀报朝廷的情况下，皇上"赐紫衣及祠部牒一道"，嘉奖管理病坊的医僧。苏东坡选任朝官之际，近臣馈送5两金子、150两银子，他全部转送给病坊，用作扩建购地经费。苏东坡离杭前将此病坊搬到西湖边，改名安济坊，继续为民治病，由公立变为自负盈亏的私立医院。因此，这一医院是我国历史上最早公私合资的医院，亦是当时全国最大的面向民众的医院。

苏东坡8岁时就拜张易简为师，主精内科、养生学、气功、吐纳引导之术。1075年他写成了《苏沈内翰良方》、1100年撰成《圣散子方》。他在脉学、本草学、偏头痛、消渴、虫症、遗泄、按摩疗法、沐浴疗法、药膳、人口素质、眼科学诸医药学领域都有精湛的研究，我们这里主要记述他在杭州的一些医药活动。他曾先后两次到杭州做官，一次是1071～1074年任杭州通判，另一次是1089～1091年任知州。1071年苏东坡一到杭州就着手调查市民饮水的情况，发现唐朝李泌在此挖掘的

6 口井已堵塞，混浊恶臭，他派僧人仲文、子瑾、如正、思坦罗致 20 多人浚疏 6 口井。他第二次来杭任知府时又对 6 井作了全面的整修，大大改善了周边居民的饮水卫生。苏东坡还写了《六井记》，指出水井对居民日常生活的重要性及如何保证饮水供应与清洁的方法，并弹劾权贵对水井的污染。苏东坡应杭州居民的恳请，在《杭州乞度牒开西湖状》中，历陈西湖有水产、饮用、农田灌溉、内河航运、酿酒等重大作用，五不可废。在草拟的《申三省起请开湖六条状》中，罗列了管理、设备等事项。在他的努力下，1090 年 4 月 28 治理西湖的工程开张，用了半年的时间，出了 20 多万工，挖了 25 万丈土，把挖出的湖泥葑草堆积成长堤，堤上夹种花柳，形成了著名的苏堤，浚湖筑堤的工程由此告竣。为了保护西湖水质的清洁，严禁在湖中种植菱葑。1089 年苏东坡来杭时正值城内疫病四起，苏氏请几名医生来医治，然后把药方抄贴在全城，让患者识病找药治疗，随后创设病坊，医治无钱看病的人。他又派官吏制作稀粥药剂，带医师走坊串巷，为民治病，结果无一人死于这场饥疫。他还种植药草，写了《种德亭》诗，赞美候潮门外精通医道的秀才王复。苏东坡还亲自登门拜访了这位不计报酬为民治病的大夫，并为王复的宅园题款为"种德亭"，后来在此地上建成的种德堂药店就借用此名，生意兴隆。他在虎跑养病时曾留下了"因病得闲殊不恶，安心是药更无方"的养病名句。

苏东坡也精于养生，十分娴熟道教养生方法。他在《养生诀（上张安道）》自述说：近年颇留意养生、读书，延问方士多矣，其法百数，择其简易可行者，间或为之，辄有奇验。苏东坡认为最佳练功时间在晚上子时（23时～1时）或稍后，起身披衣，面向东，或向南盘脚坐在床上，然后练功。首先，叩齿36次，握固闭息。其次，内视五脏。再次，渐渐呼吸重新开始，要等到呼吸变得自然轻微之后，让舌抵唇齿，搅拌口中唾液，使其慢慢增多，再闭住呼吸，内视体内五脏，让心火下降至丹田。最后，以左右手分别摩擦两脚心的涌泉、脐下和腰部，让这三部位表面渐渐温热后，再依次摩擦眼部、耳部和颈项部分。然后是捏鼻5～7次，梳头100次。全套功法到此全部完毕，此时就可以继续睡觉。这套方法实际上是道教气功修炼方法，只不过苏东坡删除了其中高深的内容，变成了一种习静养气的速成简易方法，对于养生极为有利。因此，他又是一位养生学家。

苏东坡不仅精通中医药学，也是一位美食养生家，他摸索出一些既治病保健，又满足美食的食疗方。苏东坡常到野外地里发掘药食两用山草野味。一次，他走到一片稻田附近，突然看见他平时喜爱吃的野荠（即荸荠），便用衣服捧着荸荠来到附近的寺院，借用灶火煮粥。方法是将500克荸荠，100克大米，适量生姜，煮成荠羹。荠羹既可补充维生素 C，又可清热、利尿、平肝、和血、化痰。苏东坡还爱吃玉糁羹（山芋煮成）。他常煮吃，并称为健脾益气的佳品。中医典籍记载，山芋是块茎类食物，富含蛋白质、钙、磷、铁、胡萝卜素、维生素 B 族、维生素 C 等。可益脾和胃，治淋巴结肿大。外用可以帮助消肿、镇痛。苏东坡也喜欢麦门冬饮，将麦门冬饮制成具有口腔保健、安神催眠的家常饮料。并作诗曰："一枕清风值万钱，无人肯卖北窗眠。开心暖胃门冬饮，知是东坡手自煎。"麦门冬是中药中补阴的上品，有益阴养胃、润肺清心的功能。常用于咽干口渴、大便燥结，也可用于心烦失眠、心悸盗汗等症。具体做法是，一次取少量麦门冬，像泡茶叶一样沏水喝，每天喝一二杯即可。

苏东坡淋漓尽致地论述了王公贵胄好逸恶劳而体弱多病、农夫平民勤劳却身强刚健的常理："王公贵人所以养其身者，岂不至哉？而其平居常苦于多疾。至于农夫小民，终岁劳苦，而未尝告疾，此其故何也？夫风霜雨露寒暑之变，此疾之所由生也。农夫小民，盛夏力作，而穷冬暴露，其筋骸之所冲犯，肌肤之所浸渍，经霜露而狎风雨，是故寒暑不能为之毒。今王公贵人，处于重屋之下，出则乘舆，风则袭裘，雨则御盖，凡所虑患之具，莫不备至。畏之太甚，而养之太过，小不如意，则寒暑入之矣。是以善养身者，使之能逸而能劳，步趋动作，使其四肢狃于寒暑之变，然后可以刚健强力，涉险而不伤。”

苏东坡认为饮食有节是长寿的要诀，主张少食、素食、食有节度。提倡"已饥方食，未饱即止"，这可"宽胃以养气"，且饥而后食，虽纵然是粗饭淡菜，也觉得味美可口，犹如珍馐。他的名言"晚食以当肉"，讲的就是这个意思。东坡平时所食，每餐是一荤一菜一汤，从不暴饮暴食。他所说的素食，并非指油脂一点不吃，而是少食油脂，以素为主。

苏东坡还认为，清心寡欲是长寿的关键因素。他生性达观，常以"安分以养福"、"无事以当贵"自慰。他说"养生难在去欲"，人生在世，不必追求功名利禄，不要留恋官位权势，不宜看重荣辱得失。贪欲无度，永无满足，便会亏损心神，耗伤气血，妨碍健康。对于酒、色、财、气，切勿迷恋沉溺，不知控制，不能自拔，而贻害自己。他在黄州寓所墙上挥毫题写："出舆入辇，蹶痿之机；洞房清宫，寒热之媒；皓齿娥眉，伐性之斧；甘脆肥脓，腐肠之药。"这段精辟论述，是养生保健的宝贵箴言。

苏东坡又认为，动静结合是长寿的重要保证。他告诫人们不要贪图安逸，久坐不动。应多走路跑动，提倡"安步以当车"，多运动以活动筋骨，畅通气血。他喜爱爬山，说登山既可锻炼腰腿，强身壮骨，又能陶冶性情，清除心中杂念。他还爱在庭院中抚花弄草，经常劳动，辛勤种植。他很赞同神医华佗名言："人体欲得劳动……动摇则谷气得消，血脉流通，病不得生。"他每天定时散步，称"散步可令腹空"，有助于消化。另一方面，他坚持练静坐功，黎明起床面向东南盘膝打坐，先叩齿数十次，咽唾液，后做腹式呼吸以吐故纳新，再按摩脚心、脐下、两腰及颜面耳廓直至发热，最后揉鼻两翼，梳发百余次而止。苏东坡说："此法甚效，初不觉，但积累时日，功用不可量，比之服药，其效百倍。"苏东坡深刻认识到适当服药养生是长寿的得力措施。苏东坡一生酷爱研读中医药书籍，他每到一处，都爱与当地名医结交友谊，探讨防治疾病的方法及养生之道。他为官一方，关心民生，特别注重贫苦大众这些弱势群体的疾病防治问题，常向他们义诊送药，如遇疫病流行，更是大力救治，故百姓口碑极佳。后人曾搜集他治病常用的 48 个验方，编为《苏学士方》，至今存于中医宝库中。他还自著了《东坡养生集》，书中介绍他长期服食芡实的养生体验：每日不拘时间取熟芡实米仁数粒放口中细嚼，待唾液满嘴时慢慢咽下，每天吃 20～30 粒，终日不断。他还在庭院中种植枸杞，供自己食用及宴请宾朋，有《小圃枸杞》诗句为证："根茎与花实，收拾无弃物。大将玄吾鬓，小则饷吾客。"他说常吃枸杞能乌须黑发，强身健体，益寿延年。

4. 沈括

这一时期最著名杭州籍医药学家的当推沈括（公元1029~1093年），字存中，杭州人。沈括的祖先原籍武康，世为大族，唐末族人徙居钱塘，五世传至沈括。父沈周，字望之，太平兴国三年（公元978年）生，大中符八年（公元1015年）进士及第，官至太常少卿，分司南京（今河南商丘）。钱塘沈氏至沈周及其兄沈同相继中进士后，家业振兴。母许氏，出身于苏州吴县一家注重武略的书香门第，为北宋前期著名的战略学家许洞的幼妹，"读书知大意，其兄所为文辄能成诵"，是一个很有教养的女子。沈氏一族有收藏文物、搜集医方的传统，为吏多精明能干，许氏又从娘家带来了文韬武略的基本知识。沈、许两家的联姻，对沈括影响重大。

约在庆历六年（公元1046年），沈周于三司判官任内奉命为江东路转运使，赴金陵任职，沈括也到了这个六朝故都。在沈周的江东转运使任期内，沈括到过润州，但大部分时间客居金陵，用功读书、习字，开始学医。

沈氏家风重视医学，家传有《博济方》。《苏沈良方》卷3说："顺元散，……右予叔祖钱氏时得此方，卖于民家，故吴中至今谓之沈氏五积散。"沈括家传的药方还有"白龙丸"、"通关散"等。或许是父母老年得子之故，沈括少时的体质欠佳，加上读书十分用功，不免产生"心热血凝，心胆虚弱，喜惊多涎，眠中惊魇"的病症。庆历（公元 1041～1048 年）中，池州医生郑感为其处方，用"至宝丹"屡试有效。由于家风的熏陶，他又从治病中体会到医方的实用，沈括在攻读经史之余开始研习医药。

《苏沈良方》卷 4 "神保丸"条说："予三十年前客金陵，医人王琪传此方。"王琪告诉沈括："诸气惟膀胱气、胁下痛最难治，独此丸辄能去之。"沈括将王琪传给他的神保丸方妥为保存，后来收录在自己编写的《灵苑方》和《良方》两书里。熙宁（公元 1068～1077 年）中，沈括患项筋疼痛之病，诸医误诊，数月未愈，挛痛甚苦。他想起当年王琪所说此方的功效，取《灵苑方》，检得此方，合药服之，"一投而瘥。后尝再发，又一投而瘥"。

沈括曾任海州（今江苏沭阳县）主簿、东海（今江苏灌云县）县令、宛丘（今河南淮阳）县令。北宋嘉祐八年（公元 1063 年）登进士第。神宗时积极参与王安石变法，担任过扬州司理参军、太子中允、太常丞、提举司天监、知制诰、权三司使、翰林学士、龙图阁待制、团练副使等职。元丰五年（公元 1082 年）被贬京口。北宋元祐五年（公元 1090 年）复出，授光禄少卿，分司南京，迁居润州梦溪（今江苏镇江东郊），自号梦溪丈人。

沈括擅长文学，曾向朝廷贡上《熙宁奉元历》，编修《天下郡国图》，著有《春秋机话》、《长兴集》等。后退休林下，屏迹交游，抒以往的见闻笔录成书，写成《梦溪笔谈》26卷。沈括学术浩博，文艺深长，经史之外，在天文、方志、律历、音乐、医药、卜算等方面都有论述。其大半生沉浮于宦海，是一位杰出的政治家和外交家。他以惊人的毅力和非凡的才华在自然科学和社会科学两大领域内有重大建树，尤其在医药学方面成果累累。

沈括在医药领域内有多方面的造诣，自从1049年他18岁开始，晚上经常书写小字，病目昏，开始研习医药，后在医药学的绝大多数领域都有研究。在基础医学方面，对解剖学、生理学、药理学等有深入的研究；在临床医学方面，编有《灵苑方》、《良方》两种方书，后者对许多疾病做了详尽描述，提出了自己一整套诊疗理论；在药学方面，对药用植物学、药剂学、药学理论等都提出了精辟的论述；在卫生学方面，对素食、去蚤虱、食物中毒、废井下毒气袭人、清洁井水诸方面都有论述。尤其在他的《良方·秋石方》中保留了现存最早、最完善的从人尿中提取出相当纯的性激素制剂"秋石"这一重大科技成果，西方医学到1927年才有类似的发现。[4] 而且，他为了提高自己的医技水平，不耻下问医师、里巷小人、士大夫、山林隐士，用自己精湛医术治愈了众多病人，他不愧为我国古代杰出的科学家。

沈括的研究从搜集医方起步，尝自称："予治方最久"。他一生数十年如一日求访各种医药能人和药术，"凡所至之处，莫不求访。及一药一术，皆至诚恳切而得之"。尽管他从未当过专业医师，他的医药著作却常被后世本草所称引，如李时珍《本草纲目》、赵学敏《本草纲目拾遗》中，就采纳沈括的不少研究成果。

在苏州攻读期间，沈括继续搜集医方。《苏沈良方》卷2"乌头煎丸"方后的"又方"说："予少感目疾，逾年，人有以此方见遗，未暇为之。有中表兄许复，尝苦目昏，后已都瘥，问其所以瘥之由，云服此药。遂合服，未尽一剂而瘥，自是与人莫不验。"据上节引录《苏沈良方》卷7中沈括的记载，他本人18岁在金陵始"病目"。逾年，已在苏州。那时有人赠以治目昏方，沈括因攻读不辍，"未暇为之"。从其中表兄许复亦曾病"目昏"，用此方先期治愈的记事来看，可知沈括始得此方确在苏州。以皇祐二年（公元1050年）沈括19岁计算，与其生于明道元年（公元1032年）若合符契。

在东海县时，沈括所搜集来的药方又有增加。他看到东海县民家有卖"治小儿走马疳"药的，便记录下来，后编入《良方》，并指出此药是用砒霜、粉霜、石灰制成的，"慎勿多用，恐入腹中有大毒，慎之"。由此可见，沈括搜集医方的动机已不限于个人治病健身，开始上升到济世惠民的高度。

　　沈括在《梦溪笔谈》中有医药专节内容，在卷 26 "药议"与《补笔谈》卷 3 "药议"中辨驳前人错舛，表达精辟医学理念。《梦溪笔谈》第 26 卷"药议"及《续笔谈》、《补笔谈》中记有许多医药学成就（共计 69 条），对药物形态、配方、药在人体内的吸收过程等都有精辟的论述，同时亦纠正了人有水喉、食吼、气喉的"三喉"谬说。沈括认为"医之为术，敬非得之于心，而书之以为用者，未见能臻其妙。"又认为古医方书多伪杂，错误多，应加甄别。他指出，古医方对人的咽喉分水喉、气喉、食喉是错误的，认为人有咽喉，咽纳食物，喉用以通气，人的饮食、药物由咽进入胃，再进入肠部，药物、饮食的精华之气进入五脏，渣滓排入大小肠。沈括在用药方面提出迥然不同看法，旧说"药用一君、二臣、三佐、五使"，指主治疾病的只有一种药，其他次之，互相促进，沈括认为"所谓君者，主此一方者，固无定物也"。而《药性论》以"众药之和厚者，定以为君，其次为臣、为佐，有毒者多为使，此谬说也"。沈括举巴豆为例，认为治痼疾需以巴豆之类的毒药做君药，指出用药应根据疾病的情况选用不同的药做主药，不应拘泥于特定的药物。他还指出中草药有用根、茎、叶，虽是植物上的部分，但药性不同，没有通晓它的药理，不能乱用。如巴豆是让腹泻的药，但它的果壳却能止泻；《本草》中用赤箭根入药，近人反用苗，不知药性是否相同，值得探讨。沈括对中药汤散丸的功用也有独到的看法，他认为汤剂药力强，疗效快，可达到五脏四肢，选用汤剂要增减得当，丸散则比较缓慢，近人少用汤剂，多用散剂，而选用药剂，全靠良医实践，不可以拘泥于固定成法，"用之全在良工，难可以定论拘也"。沈括对于采药时间提出不同的看法，认为古法采草药在 2 月 8 日很不恰当，提出要根据用药的根、茎、叶、实的具体情况在不同时期采药，以得良效，如"用根者，须取无茎叶时采，则津泽皆归其根。欲验之，但取芦菔、地黄辈观，无苗时采，则实而沉，有苗时采，则虚而浮"。沈括还对鹿茸与麋茸、黄药与甘草、枳实与枳壳、鸡舌香等中草药的药性加以辨别，对古代医方亦如此，体现了严谨的学风。[5]

在沈氏的《良方》中，记录了许多有效的方药，并详论辨疾、治疾、饮药、处方及辨药"五难"等。其中秋石方记载了我国 11 世纪从人尿中提取秋石（性激素）的制备方法，这是世界上已知的关于性激素提取及其实际功效的最早记述。后人将《良方》与苏轼的《苏学士方》（又名《医药杂学》）合编，易名为《苏沈良方》。《苏沈良方》又名《苏沈内翰良方》，原书 15 卷，是北宋末年（一说南宋）佚名编者根据沈括的《良方》（又名《得效方》、《沈氏良方》、《沈存中良方》）10 卷与苏轼的《苏学士方》（又名《医药杂说》）整理编撰而成的医学书籍，现流行 10 卷本。本书呈医学随笔体裁，广泛论述医学各方面问题，卷 1 为脉说、脏腑、本草及灸法；卷 2～5 介绍内科杂病及治疗方药；卷 6 为养生及炼丹；卷 7～10 论述五官科、外科、儿科、妇科疾病及治疗方药。各种疾病多附以验案。对本草性味、采集、配伍、剂型的论述也很精辟。治疗方药多经作者耳闻目睹后所辑，简便易行而较为可靠，有一定临床参考价值。卷 6 所载秋石一药的"阳炼法"、"阴炼法"，是人工提取较纯净的性激素的方法，是制药化学的一大成就。本书现存最早版本为明朝嘉靖刊本；清朝有多种刊本，主要有四库全书本、六醴斋医书本，人民卫生出版社 1956 年出版影印本。江西武宁（今江西省武宁县）名儒张望在他编著的《古今医诗》中，以诗歌的表现形式赞美《苏沈良方》："葛山蔡氏本朝孙吞钉，苏子瞻《沈存中良方》遇喜惊。剥新炭皮研末煮粥食，炭屑裹钉出到圊。苏沈二公好医药，宋人集论二书朋。《永乐大典》收全集，而近书坊不见行。"[6]

　　沈括注重实践，勤于调查研究。在编辑《良方》时，对辑入的验方、秘方，"必目睹其验，始著于篇"，在《梦溪笔谈》中，对动植物（包括药用动植物）的地理分布、形态描述和分类、药物和药理作用、生物防治等的记述大都是作了调查后的忠实记录。

沈括在《良方》序中论述治病有辨疾、治疾、服药、处方、辨药五难。医家之难，乃病家之急。他讲治病之理，亦讲养生之道。具体内容如下：

（1）辨疾难。医生看病，先要断定何症。诊病决生死，确非易事。经望、闻、问、切四诊，方知其半，况且病发于五脏，则五色为之应，五声为之变，五味为之偏，十二脉为之动。即使医生很认真还会出差错，此一难。这就告诫人们日常要注意自己的行为，调养自己的脏腑免受五色之害、五声之损、五味之伤。有了病要如实地向医生反映情况，这样才便于确诊，以得到正确的治疗。

（2）治疾难。医生治病，要根据季节气候变化，病人体质情绪及性情好恶，决定采用何种治疗方法，或药、或火、或刺、或砭、或汤、或液而治之。同时还要注意调其衣服，理其饮食，异其居处，因其情变，或治以天，或治以人。即使如此，很难十全，此二难。这就告诉人们，有病采取哪种方法治疗，要遵医嘱并积极配合，并注意调理自己的饮食、起居，这样疗效就会好一些。

（3）服药难。服中草药要求煮炼有节，饮啜有宜。有的可久煮，有的不可久煮；有的要炽焰，有的需文火；有的须用凉水泡，有的则要去其皮；有的顺其饮食好恶而饮，有的则逆其喜怒而喝。况且水还有好坏，薪有优劣，人有勤惰。这些都很难掌握，此三难。煎药一定要熟悉药性，掌握火候，因人而服，才能奏效。

（4）处方难。药之单用为易知，药之复用为难知。多味草药，煎于一锅，殊不知其中有相使者，相反者，相合的性易者。这佐使畏恶之性很难掌握。比如，醋是酸的，橙也是酸的，二者相济则变甘。蟹与柿，单食无害，同食则呕。乳石则忌参术，触者多死。况且服药之人亦禀赋不同。比如有的人饮酒不醉，有的则沾唇即昏。药物的变化和人之生性不同，方开病除很难做到，此四难。服药切记所忌，饮食千万不要二者相恶，是养生的一大要诀。

（5）辨药难。中草药，产于各地，虽名同性各异，加上收获有早晚，藏之有晾焙，遇有风雨燥湿，难免变质。比如有的药恶火，不能暴晒，更不能焙炼，要知道采藏之家是否烘煜过，此五难。要善于辨别药物，如若不然，买了变质、冒牌、有毒之药，服而饮之，那就可能危及生命。

沈括著作甚多，另有《灵苑方》也记录了许多效方精论，原书已佚，现代有人辑得佚文80多条。《梦溪怀忘录》中也载有地黄、黄精等药用植物的栽培经验总结。还有《别次伤寒》（今佚）、《长兴集》、《易解》、《春秋机括》、《左氏传记》、《孟子解》、《乐论》、《乐律》、《天下州县图》、《使辽图钞》、《熙宁奉元历部》、

《清夜录》等书。沈括所集方书《苏沈良方》8 卷，永
乐大典本。而后人又以苏轼之说附之。考《宋史·艺文
志》有括《灵苑方》20 卷，《良方》10 卷，而别出
《苏沈良方》15 卷，注云："沈括、苏轼所著"。陈振孙
《书录解题》有《苏沈良方》10 卷，而无沈存中《良
方》，尤袤《遂初堂书目》亦同。晁公武《读书志》则
二书并列，而于沈存中《良方》下云："或以苏子瞻论
医药杂说附之"，《苏沈良方》下亦云："括集得效方成
一书，后人附益以苏轼医学杂说"。盖晁氏所载《良方》
即括之原本，其云"或以苏子瞻论医药杂说附之"者即
指《苏沈良方》。由其书初尚并行，故晁氏两载。其后
附苏说者盛行，原本遂微，故尤氏、陈氏遂不载其原
本。今《永乐大典》载有《苏沈良方》原序一篇，亦括
一人所作，且自言"予所作《良方》"云云，无一字及
轼。是亦后人增附之后，并其标题追改也。案：明晁瑮
《宝文堂书目》有《苏沈二内翰良方》一部，是正、嘉
以前，传本未绝，其后不知何时散佚。今据《永乐大
典》所载，掇拾编次，厘为 8 卷。史称括于医药卜算无
所不通，皆有所论著。今所传括《梦溪笔谈》，末为
《药议》1 卷，于形状性味，真伪同异，辨别尤精。轼
杂著时言医理，于是事亦颇究心。盖方药之事，术家能
习其技，而不能知其所以然，儒者能明其理，而又往往
未经试验。此书以经效之方而集于博通物理者之手，固

宜非他方所能及矣。

沈括撰《灵苑方》，原书早佚，1975 年上海中医学院从《证类本草》、《幼幼新书》、《苏沈良方》、《永乐大典》等书中辑得 78 方，按《和剂局方》体例重编成书，时间不详。

苏轼、沈括合纂《苏沈内翰良方》10 卷，是苏轼《苏学士方》和沈括《良方》合编本。原书 15 卷，现流传本 10 卷。包括医方、医论、本草、灸法、养生及炼丹等内容，收于《四库全书》、《知不足斋丛书》、《六醴斋医书》、《丛书集成初编》。

苏轼、沈括合编《苏沈良方拾遗》，不分卷，有 1895 年福建刻本，此为后人编成而托名苏、沈者。沈括撰《惠民药记》，有 1924 年上海扫叶山房石印《五朝小说大观》本。

沈括是中国科技史上的卓越人物，博学善文，在天文、方志、律历、音乐、医药、卜算无所不通，受到中外人士的高度赞扬。李约瑟博士称他为"中国整部科学史中最卓越的人物"，其著作《梦溪笔谈》为"中国科学史上的里程碑。"[7]

沈括逝世后，按照他生前遗嘱，后辈将他安葬在余杭安溪太平山下、东苕溪边的下溪村。

（三）其他著名医药学家

宋朝，徽、钦二帝之际，由于频繁的战争，造成国库空虚，资源匮乏，加上灾荒、劳役，使民众苦不欲生，且疫病流行，贫病交困。当政者，犹恐动乱起，而祸及朝廷，为求抚慰之计，设施药局，俾病者有所治，则民心可得暂安。鉴于当时宋室版图缩小，人口又相对密集，药材资源匮乏，医疗从业者对于偏僻之地十分缺乏，为能使有限财物充分发挥作用，寻求"简、便、廉、验"之方，并求择药规范，已成当务之急。为此，当局下诏，令裴宗元、陈师文等，觅古籍，采新方，反复考证，认真筛选，约定处方，并分门别类地阐述辨证择药的规范，编纂成《校正太平惠民和剂局方》一书。还据之而制备成药，广设药局，一以赐医、施药，此举既方便了病者选药，也给医生留存了辨治依据，更重要的是为宋朝皇室偏安江南，起到了稳定民心、发展和巩固垂危江山的作用。

裴宗元，杭州人，徽宗时，任太医令。其赴汴京前，为浙江绍兴名医。大观年间（公元 1107～1110年），历任奉议郎、太医令兼措置药局检阅方书等职，奉命与陈师文、陈承等，校正医方。编辑《校正太平惠民和剂局方》10 卷，《校正外台秘要》3 卷，并撰有《药铨总辨》3 卷和《本草会编》3 卷。

陈师文，生卒年不详，杭州人。曾任朝奉郎、尚书库部郎中、提辖措置药局等职。精于医术，与裴宗元齐名，大观年间（公元 1107～1110 年），陈师文等考虑和剂局自创办以来所有医方"或取于鬻药之家，或得于陈献之士"，未经考订，不无舛讹，虽屡经印行，未免传承谬误，至于通衢张榜药方，更是错误百出。于是建议朝廷进行修订。不久宋徽宗诏准这一请求，并命陈师文、陈承、裴宗元等对和剂局配方进行校订。陈师文等多方收集资料，严格校订，"校正七百八字，增损七十余方"成《和剂局方》5卷，对后世影响极大。陈师文、裴宗元合编《增广和剂局方用药总论》3卷，约刊于宋·靖康二年（公元1127年），后经多次修订。本书原为《和剂局方》（后改称《太平惠民和剂局方》）一书的附录部分，后抽出印成单行本。内容系选录《证类本草》中的常用药432种，删去序例，分类法不变，内容作了适当删节，是《证类本草》的一种节要著作，现有《学津讨原》本。

范防御，临安人，以善治儿科闻名五世。其孙思贤治愈徐一夔子不能乳。思贤弟思明医疗岳东伯子疹，皆冒着倾盆大雨前往医治，手到病除。人们把思明比作井往救云，医名日著。

范思贤，钱塘人，仁厚宅心，信谊及物。思贤既复姓名为观善，隐东皋。所居钱塘（今杭州）城东，地势平衍，有竹木禽鱼药物，人们称他为"东皋隐者"。今贡院西有范郎中巷，即其故居。[8]

郎简，临安人，考取进士，历知泉、明、越诸州，以尚书工部侍郎告终，89 岁时，皇上增授吏部侍郎。在钱塘城北建园庐，自号武林居士。如有病人上门，他认真给以治疗，医德高尚。孙沔知临安，称他居住的地方为德寿坊，后改为"仁寿坊"，并题词："名遗公车，万乘知己，音馥诗书，岭桥洙泗。遨头倦游，宴林禊氾。医国刀圭，乃砭州里。"郎简著有《术集方》5 卷和《验方》5 卷。

朱肱，字翼中，又名亦中，人称朱奉议，自号无求子，晚年更号大隐翁。北宋末年（约公元 1068～1125 年）归安人。据周密《齐东野语》称：肱祖父名承逸，为湖州孔目官。父名临，字正夫，1088 年，他中进士登科，他曾任雄州防御推官、邓州录事参军、奉议郎、直秘阁、医学博士。兄名服，字行中，熙宁进士，官至集赞殿修撰。弟名彤，以学问道德著称乡间。朱肱中进士，堪称儒门世家，里中称"门三进士"者，临、服、肱三人也，朱肱中第后，曾任奉议郎直秘阁等职。因上谏言"灾异"，并陈诉当政时弊，触犯曾布，罢官隐居大隐坊，究心医学，精研伤寒，认为伊尹汤药，仲景经络，常人难晓，士大夫又以艺成而下。耻而不读，世人知读此书者亦罕，纵欲读之，又不晓其义，予是以问答体裁，列有关伤寒问题百则，名曰《伤寒百问》。大观二年（公元 1108 年）成书。"青词"溺其考古验今，首尾 21 年。政和元年（公元 1111 年）复经修补，增为 20

卷，张蔵作序，改名《南阳活人书》，遣子遗直赴汴京，进表献书予朝廷。适其时朝廷正大兴医学，求深予道术者，为之官师，起胧为医学博士（《北出酒经·李保序》）。政和四年（公元1114年）负责朝廷医药政令；五年（公元1115年），又因"坐书苏轼诗"，贬达州（今四川达县）。次年，复职朝奉郎提点洞霄宫。1118年，朱胧对书作了全面修改后刊行。该书经宋·王作肃增注，更名为《增释南阳活人书》。《南阳活人书》现存主要版本有：明万历十九年（公元1591年）徐熔校刻本，明万历四十四年（公元1616年）重刊本，《古今医统正脉全书》本，日宽政六年（公元1794年）台州获氏校本，清光绪十二年（公元1886年）广东刻本，《丛书集成》本，1955年商务印书馆铅印本。

全书现通行为22卷，分四部分，分别论述伤寒各证以及一些杂病。第1卷总论六经病的脉证传变及治法；第2卷论脉法，有四脉、四穴、七表、八里之说；第3～4卷论表里阴阳四证；第5卷论治法，重在汗法和下法；第6卷分论伤寒、伤风、热病、中暑、温病、温疟、风温、温疫、中湿、湿温、痉病、温毒12证，发挥较多；第7卷论痰证、食积、虚烦、脚气等证与伤寒的鉴别；第8～11卷分论发热、恶寒、汗、头痛、结胸、痞症、胁痛、咳逆、发黄等证。以上11卷为问答体，共设100问，以阐发《伤寒论》奥旨为主。第12～

15 卷类述《伤寒论》113 方；第 16～18 卷论杂证方 12 首；第 19 卷论妇人伤寒，载方 41 首；第 20 卷论小儿伤寒及疮疹，载方 33 首。本书有 22 卷本，系将上述第 20 卷分为两卷，又附"伤寒十劝"、"伤寒药性"、"释音"、"辨误"等为第 22 卷而成。

《南阳活人书》对仲景《伤寒论》颇多阐发和补充。书中以经络解释《伤寒论》三阴三阳，认为三阴三阳病，是足三阴、足三阳六条经脉受病。他用经络学说对发热、恶寒、头痛等多种证候进行了归纳分析，如头痛分为太阳头痛、阳明头痛、少阳头痛、厥阴头痛，唯太阴两经不行于头，故太阴、少阴无头痛之症。由此足见朱氏非常重视经络学说。本书对《伤寒论》中的温热病内容进行了详细论述，对阴毒伤寒及妇儿伤寒证治亦有很多阐发。本书还从《千金方》、《外台秘要》、《太平圣惠方》中选出百余首方剂，附于相应病证之后，以补充《伤寒论》"证多而药少"的不足，其中许多方剂如治阴毒的白术散、附子散，治阳毒的栀子仁汤，治湿温的白虎加苍术汤等，都有较好的疗效。本书以其见解精辟，对仲景学说有独到发挥而备受后世医家称赞。

朱肱医技高超，除用四诊法外，须兼诊及手足。1114 年，朝廷大兴医学，他被诏为医药博士。第二年，因书写苏轼诗词被贬往连州。1116 年，他以朝奉郎提总洞霄官，侨居在杭州西湖。他一边行医，一边酿酒，又写成了《内外二景图说》3卷（据钱曾《读书敏求记·卷3》，裁其取丁德用《左右手足井荥俞经合原》及石藏耀画《任督二脉十二经疏注》，杨介画《心肺胆脾胃之系属大小肠膀胱之营垒》，校其错误，补以针法）和《无求子酒经》1卷。由于《南阳活人书》不仅对伤寒、温病学的发展有重大贡献，而且在医学理论、临床技术和药物的煎煮用法等方面都有卓越的见解，时人称他为朱奉议、大隐先生。明朝洪武初年，他被诏配享天医院西庑第10位。1644年，朝廷盛行定祭先医礼仪，每年春冬在景惠殿进行，朱肱被列在天殿西庑。以太医院2位堂官祭祀，御医使目等陪祀，这说明他在中国医学界的重要地位。

贾收耘，乌程（湖州）人，著《疟方》，收隐居不仕，与苏轼莫逆交。

董溱，字仲渊，宋朝奉化人，以医名。乾亨间（公元979～984年），皇子魏王出镇四明，忽遭疾，寒热互作，水浆不纳，郡医丛治，或云当表，或云当清。溱至，切脉曰：此食积所致，法当下。众毕然笑之，祇牾罢去。继召陆溥往，二人值于道，问王何疾。答曰：诊脉视证，当服感应丹，王与诸医皆不以为然，故退。曰：审如君言，请假此药。溱探囊与之。溥乃饰以丹砂，易名而进服，疾瘥。王曰：良医也。厚遣之。溥曰：此药非溥所能，实董溱之功也。王询其故，具以实对。王两奇之，皆官塑为翰林驻泊，世称董陆义逊。

陆溥，字德光，宋朝奉化人。乾德间与同里名医董湊治愈皇子疾而称誉医坛。

汪夫人，宋朝兰溪人。善女科，掌内府药院事，以功封温国太夫人，子孙世承其业。

郭化龙，字叔大，兰溪人，汪夫人之后，世承医业。

汤民望，宋朝东阳人，精小儿方脉，著有《婴孩妙诀论》2卷。

汤衡，宋朝东阳人，民望之孙，尤邃于祖业，精小儿医。著《明验方》行世，一称《博济婴孩宝书》。

方勺，字仁声，金华人，著《乌程泊宅篇》，泊宅是乌程村名。

释奉真，号普济，宋朝四明（今宁波）人，善医。熙宁中（公元1068～1077年），名闻东都。天章阁待制许元为江淮发运使，奏课京师时，欲入对，而其子疾亟，瞑而不食，慑慑欲死。逾宿，使奉真视之，曰：脾已绝，不可治，死在明日。元曰：固然，今方有事须陛对，能延数日否？奉真曰：此可为也。诸脏已衰，惟肝脏独过，脾为肝胜，其气先绝，绝则死。若急泻肝气，令衰，则脾少缓，可延三日。过此则无术也。乃投之药，至晚遂能张目，稍稍啜粥，明日渐苏，能食。元极喜，奉真笑曰：此不足喜，肝气渐舒耳，无能为也。越三日果卒。奉真之为医也，其诊视之妙，不差铢分。其法传之元觉，元觉传之法琮及了初，皆能续其焰，驰声一时，后皆载录入《鄞县志》。

释元觉，宋医僧，四明（今宁波）人。据《鄞县志》载，其术得四明僧人奉真之传，医术高明。

释法琮，又名元真，宋朝四明（今宁波）人，僧医，据《鄞县志》载其为医僧元觉的弟子，精医术。

臧中立，字定民，北宋时昆陵（今江苏常州市）人。元丰间（公元 1078～1085 年）旅居鄞县。善医，诊治无不奇中。据《浙江通志》及《宁波府志》载：崇宁（公元 1102～1108 年）年间。徽宗皇后病重，诏求良医。中立应诏，以布衣麻履入见。诊毕，上问曰：卿诊得何症？对曰：臣所诊髀脉极虚，殆呕泄之疾作楚。和药以进，且曰：服此得睡为效。至夜半果思食粥，不一日获安。赐归，诏出官帑市地，筑室南湖以屠，名迎风坊。

陆旰，奉化人，以医术闻于时。据《奉化县志》载，他以妇科名重当时。如新昌有位姓徐的产妇，跋涉200 里前来求救，来时已死，但胸部微热。陆旰诊断后说血闷。立即采购红花几十斤，在大锅中煮沸，用三只木桶盛汤，取窗格枕病人头部，让病人躺在上面，汤气微加温复进。几分钟后，病人手指微动，半天复苏，证明产后病危时可用红花活血法救治产科某些疾病。

李中，奉化人，学极高明，文章深远，所撰《文集》20 卷、《史疑》5 卷、《本草辨正》3 卷。

罗适，字正之，宋朝宁海人（现改三门县），胡瑗私淑弟子。治平二年（公元 1065 年）进士，历知 5 县，终朝散大夫。平生留心医药，著有《赤城集》和《伤寒救俗方》1 卷。《伤寒救俗方》已被《易说》著录，该书见《书录解题》、《文献通考》，今佚。《书录解题》载：民俗惑巫不信药，罗以药施人，罗以药放人，多愈。遂以方书召医参校，刻石以救迷俗。绍兴中，有王世臣，彦辅者，序之以传。

薛留耕，名大丞，宋朝台州人，以医名。持心厚，乡党称善。与黄震交，震自台归，留耕送之蓼溪，震赠诗曰：举世滔滔病一贪，君攻医学独曾参。十年州馆无私谒，万里交情祇雅谈。殿上呼卢终喝六，岁寒论交更无三。天公有意君知否？归看青葱四五男。

王复，钱塘（今杭州）人，多技能，而医尤精，期于活人，不志于利。筑室候潮门外，治园圃作亭榭，与贤士大夫游，惟恐不及，然终无所求。苏轼曾云：人徒知其接花蓺果之勤而不知其所种者，德也。乃以种德名其亭而遗以诗。[9]

王元，书晦叔，宋朝永康人，据出土文物《宋故王君墓志铭》碑印，生于宋至阳元年（公元 1054 年），卒于政和二年（公元 1112 年），享年 59 岁，性宽厚，喜医药，善疗疾病。病者必命僮仆煎药进之，并助之以金。

王衮，宋朝太原人。曾任钱塘酒官，元丰五年（公元1082年）为大理寺卿，因父疾，误于医药，母又多病，因潜心医学，留意方书，积20年，著有《博济方》5卷。

杨文修，字仲理，诸暨人，北宋时在世。因母病，钻研医学，著有《医术地理拔沙图》。

王卿月，字清叔，号醒斋，临海人。1166年武进士，1171年文进士，官至太府卿，多艺能，虽音律、术数、医药，无不精通。著有《产宝诸方》1卷，为台州第一本妇科专著。

宋朝张永，余姚人，著《卫生家宝》。

宋朝张无梦，号鸿蒙子，天台道士，撰《还元篇》。无梦之灵隐，他与种放、刘海蟾为方外交，事陈抟多得微旨，游天台、登赤城，庐于琼台观，行赤松导引，安期还丹之法，间以修炼内事，形于歌咏，累成百篇，题曰《还元篇》。真宗召对，除著作郎，不受，上以歌一阕，赐之还山，令台州给著作郎俸以养，又有《琼台集》等，终年99岁。

宋神宗元丰元年（公元1078年），陈直撰《养老奉亲书》1卷，元丰中陈氏官至兴华，故撰年有作1085年。述老年养生持护之理，四时调摄，食治，备急诸方，共 15 篇 233 则。元·泰宁邹铉续增成《寿亲养老新书》4 卷；收于《格致丛书》，题：新刻寿亲养老书；收于《寿养丛书》，题：寿亲养老书。

申受，北宋衢州（今衢州）人。精通医术，自言得医术于高若讷，得脉理于郝允。官至太医丞。

赵初旸，字必复，缙云人。生而神异，右掌有"雷使"两红字。学道术能役使鬼神，治疾无不愈。

吴应能，栖迹龙泉县奉灵宫，以气术为人治病辄愈。宋崇宁间（公元 1102～1106 年），"上闻而嘉之，给驿召见，赐号妙应先生"。

吴子桂，龙泉人，善读兼医，宋徽宗大观元年（公元 1107 年），及第解元。后诏医太后病，痊愈，封号吴清解元。

第三节　药　　学

一、经济昌盛与药学发展

北宋时期，由于政府的关注与重视，造纸术和印刷术的进步与推广，大批知医儒臣的参与，以及宋以前本草文献亟待整理，药物的新发现和用药新经验亟须总结的客观要求等内外因素，促使本草的研究和编纂工作空前繁荣，先后问世的多种本草学著作及药学事业的发达，是我国药物学发展到新高度的鲜明标志。

北宋时期，解释药效的主要方式和依据是"性味"和"法象"。《本草衍义》、《圣济经》对药物"气臭"进一步发挥，创立"气臭学说"。杭州人沈括及寇宗奭、钱乙等都认识到药物作用部位具有一定选择性，对归经理论已开始探索。沈括提出药物经肠胃吸收而发挥作用的是"英精（有效成分）"。尽管宋朝药性理论研究仅初具规模，却为金元再度提高奠定了基础。

北宋商业、手工业的发达，药市进一步繁荣，医药进一步分工，官办和剂局和民间药坊的增多，大大推进了制剂和成药的发展。除官办药局外，民间药商亦很活跃。北宋的大都市中多设有专门定期的大宗药物交易市场——药市。

现在可知宋朝各种药物著作约达1983种，比唐朝的药物著作增加了1033种。宋朝新增加的药品299种，大多为常用药，如秋石、樟脑、银杏、炉甘石、胡萝卜、曼陀罗等。药材的鉴别和药物种类的实际调查是宋朝本草著作的重要内容，两宋留存下了1 000多幅药物写生图。沈括、郑樵、陈衍、范成大等都对药物名实问题进行了文献整理或实地考察。

北宋中药材的采集和栽培技术都有了提高，沈括指出，采集不可限于时日，要根据药用部位、地区、气候、种植条件等不同区别对待。宋朝常用药物栽培品种约70种，种植面积大、产量高，这与将药物作为重要经济作物进行栽培有关，一些外来药物也开始引种。

二、丰富的药材

北宋时期杭州增产了云母、白术、白芷、藁本、五味子、秦皮、木鳖子等中药材，江干区笕桥镇一带频江临水，也盛产中药材。[10] 961 年，都城建在杭州的吴越国朝贡北宋香药 15 万斤。973 年 2 月，朝贡乳香 2 000 斤。975 年 3 月，朝贡乳香、香药以万计。976 年正月，贡乳香 9 万斤，香药 3 万斤；2 月贡乳香 2 万斤，香药 3 万斤；3 月 2 日贡乳香 5 万斤；3 月 4 日贡北宋 1 金盒药物、重 450 两，香药 20 银盒、重 4 000 两，白乳香 1 000 斤；6 月 4 日贡乳香万斤；11 月贡香药 1 万斤。据不完全统计，976 年贡北宋香药 30 万斤。977 年正月 8 日，贡龙脑、檀香、乳香 5 000 斤，杂香药 5 000 斤；10 月 17 日，贡乳香 14 000 斤，百龙脑 10 斤；12 月 28 日，贡瓶香 10 000 斤，香药 10 000 斤，还贡干姜 5 万斤，红牙药器 22 车，苏本万斤等。978 年，吴越国被北宋统一，朝贡药物由此停顿。德清盛产菊。嘉祐六年（公元 1061 年）苏颂主编的《本草图经》，首次刊载温州瑞安产的蓬莪茂（即蓬莪术、郁金），后唐慎微编撰《经史证类备急本草》时，冠以"温州"两字，以示地道，现通称温郁金。

在当时杭产白芷、秦皮比较有名。白芷入药历史悠久，早在2000多年前的《神农本草经》就有记载，说它"主女人漏下赤白，血闭阴肿，寒热，头风，长肌肤，润泽"。其功能祛风燥湿，消肿止痛，专治头痛、眉棱骨痛、鼻塞流涕等症。《本草汇言》说："白芷，上行头目，下抵肠胃，中达肢体，遍通肌肤以至毛窍而利泄邪气。"现代药理研究表明，杭白芷含有6种呋喃香豆精：异欧芹属素乙、欧芹属素乙、佛手柑内酯、珊瑚菜素、氧化前胡素、水化氧化前胡素。其水煎剂对大肠杆菌、痢疾杆菌、伤寒杆菌、副伤寒杆菌、绿脓杆菌及变形杆菌、霍乱弧菌等均有一定的抑制作用。临床上用白芷与冰片配伍研粉，放入鼻前吸入，可治疗头痛、牙痛、三叉神经痛，显效时间最短1分钟，最长10分钟，一般在2~7分钟内见效。另外，用白芷和紫草、白蜡、麻油等配制成"白芷油"，可以治疗烧伤。白芷还有很好的美容作用，用白芷研粉制成"白芷散"用于擦面，对面部色泽有增白作用。相传苏轼在杭州任刺史时，与三台山寺庙中的一位老和尚交往很深，经常一起探讨诗歌。有一次，两人谈兴很浓，一直到深夜。当时已是初秋天气，夜凉如水，苏东坡从山上寺庙回家途中受了风寒，第二天就觉得头痛、鼻塞，非常难受。老和尚听说后，就托人带来一包药材，说是煎汤服用，效果奇佳。

苏东坡服后果然病就痊愈，于是专门上山去感谢老和尚，想打听这是什么"灵丹妙药"，一问才知道是中药白芷，因是杭州特产的道地药材，故名"杭白芷"，因其气味芳香，又名"香白芷"。

据北宋杭州人沈括《梦溪笔谈》记载秦皮："予家祖茔，在钱塘西溪，尝有一田家，忽病癞，通身溃烂，号呼欲绝。西溪寺僧识之曰：'此天蛇毒耳，非癞也。'取木皮煮汁，饮一斗许，令其恣饮，初日疾减半，两三日顿愈，验其木，乃今之秦皮也，就不知天蛇何物。或云：'草间黄花蜘蛛是也，人遭其螫，仍为露水所濡，乃成此疾。'露涉者也当戒也。"根据孙显元编著的《梦溪笔谈译注》曰："天蛇，可能是几内亚线虫。主要是通过喝生水时，吞入其尾蚴而感染，寄生于动物、人体为害。印度、非洲分布很广。西印度群岛、北美洲和中国也有发现。我国南方得此病者不多见，家畜较多得病，沈括首次对此病作了记载。……秦皮：中药，木犀科，桵的树皮。"

北宋时期，杭州的一些药店已售圣散子方剂，据北宋沈括《苏沈内翰良方》记载："圣散子启：圣散子主疾功效非一，去春杭州民病得此药全活，不可胜数，所用皆中下品药，略计每千钱即得个服，所济已收千人，由此积之，其利甚薄，凡人欲施惠而力能自办，此犹有所止，若合众力，则人有善利，其行可久。"方剂：草豆蔻（10个）、木猪苓（去皮）、石菖蒲、高良姜、独活（去芦）、附子（炮制）、麻黄（去根）、厚朴（姜炙）、藁本（炒）、芍药、枳壳（炒）、柴胡、泽泻、白术、细辛、防风、藿香、半夏（姜炙）、甘草（一两炙）、茯苓（半两炙）。

　　宋代瑞安飞云江两岸已有蓬莪茂（即莪术、郁金）种植。《政和本草》中冠有"温州"地产的也有蓬莪术。建国后温州郁金仍主产在瑞安的马屿、梅屿、荆谷、江溪、江浦、陶峰、丰和、碧山、新江等乡。

三、制药工具

　　宋朝时期，浙江医药卫生文物颇多。文物考古工作者从北宋文化遗址中清理出了瓷碾船，其中1件出土于宁波郭家峙古窑址中的北宋层，侧面釉下阴刻"雍熙一年（公元984年）七月"纪年铭文。还出土了北宋时期的瓷质香熏器，形状为直口、圆底、宽沿，筒形高圈足，口沿有镂孔，施莲瓣装饰。还出土了用于诊脉的脉枕。在水井中又出土了1件夹砂灰陶药壶（煎药用的壶），盘口，筒形颈，鼓腹，矮假圈足，口沿上开一流，与流对称的地方有一扁带状把，估计是北宋大中祥符年间左右的药用文物。宋朝龙泉梅子青药瓶（有盖），高18公分，腹横10公分，外形典雅。南宋时期，龙泉窑已把作为中医行医标志的葫芦炼制成典型的瓷器，供人们盛放药物，说明这一时期炼制的医药卫生用具质地好，却又涵养着民族文化的精髓。

第四节　饮食及个人卫生

一、食疗

药茶是指以含有茶或不含茶的药物经加工的制剂，在应用时多采取沸水浸泡取汁服或加水煎汁服，可起治疗作用。药茶是祖国传统医药中一个有机组成部分，历史悠久，历代医书均有记载，经过历代医药学家和养生家的应用、发挥和完善，药茶已经成为我国人民防病治病与养生保健的一大特色。

松阳端午茶就是很好的药茶，形成于春秋时期，因每逢端午佳节，百姓上山采选百草，晾制家中常年备饮，以防病健身、美容养颜、防暑解渴、辟秽驱邪而得名。民间传统采集时间都约定俗成在端午日午时止。传说此日为天医星临空，百草都是药，而且治病特灵。主要材料：山苍柴、石菖蒲、小叶溶、银花藤、山当归、野丹参等组成，无固定配方，全凭采摘者结合家庭口味、体征和经验制作。制作也极为简单，将草药稍晾干，用柴刀剁成 1~2 厘米长的小段，在锅里略经炒制，再晒干，或者切后直接晒干就成为地道的传统松阳端午茶。使用方法：将制成的端午茶用刚烧开的水泡制就可。松阳端午茶功效广泛，要素多样，主要治疗功效有避邪解毒、防治中暑、祛湿散风、清热消炎、解渴提神、祛积消食。端午茶是极具松阳特色的饮品，它根据本地的气候、水土特性，在长期预防疾病与保健的过程中，摸索发现的融入中医养生，以草药为基础，具有清热解毒、生津止渴等功效的饮料总称。它被誉为"百病茶"、"万能茶"。这是松阳先民们在漫长的历史进程中，留存的"草药担"、"草（柴）根"文化遗产。

其实，药茶方剂最早记载在三国时期张揖所著的《广雅》："荆巴间采茶作饼成米膏出之。若饮，先炙令赤……其饮醒酒。"此方有配伍、服法功效的解说，当属药茶方剂。

992 年，宋朝编著的大型方书《太平圣惠方》正式刊行，其书 97 卷中就有"药茶诸方"一节，收药茶方剂 8 首。1078 年，由宋朝太医局编成的《和济局方》中也有药茶的专篇介绍，其中"川芎茶调散"一方是较早出现的成品药茶。宋政和年间撰成的大型方书《圣济总录》中载有大量的民间经验方，也有应用药茶的经验。

《太平圣惠方》也记载了一则煮粥配方："干柿三枚，细切；粳米三合。于豉汁中煮粥，空腹食之。"此粥有"治聋，及不闻香臭"的病态现象。清人曹庭栋《粥谱·柿饼粥》又作了说明，柿饼有白柿与乌柿两种，入药以白柿为宜。干柿去皮纳瓮中，待生白霜，以霜入粥尤胜。

宋朝医学家继承唐朝的医学养生成果，强调以食物为主，以药物为副，把养生与疗病结合起来，使我国传统食疗学初具规模。尤为突出的是宋人陈直《养老奉亲书》的出版，标志着宋朝老年养生保健的迅速发展。

北宋官司方医书《太平圣惠方》卷97《食活虚损羸瘦诸方》还记述了一种煮粥方法："巨胜子，不限多少，拣去杂（杂质），蒸曝各九遍。每取二合，用汤浸布裹，挼（揉搓）去皮，再研，水滤取汁，煎成饮（汤），著粳米作粥食之。"该书还指出，吃食巨胜粥，有"治五脏虚损，羸瘦，益气力，坚筋骨"的良效。

宋朝食疗的重要观点强调治病应以食疗为先。如《太平圣惠方》卷97《食治》中提出了以食平疴者为上的观点："安生之本，必资于食；救疾之道，乃凭于药，故摄生（养生）者须洞晓病源，知其所犯，以食治之，食疗不愈，然后命药。"

《太平圣惠方》中所列的食疗配方，多以食物为主，适当配以中药，比唐朝食药并重法有了进步。政和年间（公元1111～1117年）年由朝廷所编《圣济总录》一书，也专列《食治》一门，强调上述观点，他说："安生之本，必资于食。不知食宜，不足以存在。"该书还汇集了以食物为主的各种食疗配方200多帖，至今仍有价值，下举几方：

葛根饭方：葛根 4 两捣成粉，粱粟米饭半升，拌匀，加豉汁急火煮熟，再加五味葱白调食，对治疗中风狂邪惊走、心神恍惚、语言失者有良效。

田螺饮方：用活田螺 1 升，以水 1 斗，煮至 2 升，无论食前或食后，饮汁适量，能治消渴、小便利数。

羊肾羹方：由羊肾一对去脂切碎，葱白、生姜等加入煮成羹食，对肾功虚损、精气竭绝有效。

胡椒馄饨方：胡椒、干姜各半两，诃藜勒皮 4 枚，三物均捣成粉末。精羊肉 4 两切细和药作馅料，做成馄饨。煮熟，空腹而食，以饱为度，治疗气痢有效。

桃花面方：用干桃叶 4 两捣成粉末，加水和面粉半斤制成面条，煮熟，空心淡食，能治大便燥结，肠内胀痛。

猪肝毕箩方：猪肝一具，多煮水去筋膜，切成柳叶片形，干姜炮裂，芜荑微炒，陈皮浸去白炒成黄色各 1 钱，诃藜勒炮去核、缩砂仁各 2 钱。以上诸味（除猪肝外）均捣成粉末，掺肝叶拦匀作馅料，用面裹成毕箩，用混纸三重包裹后放进灰火中，煨熟，空心而食，以软为度，对治疗虚劳气痢瘦甚有效。

东坡肉：苏东坡，这个与杭州结下不解之缘的大诗人，不但给杭州人留下了苏堤，留下了数百首与杭州山水融为一体的诗篇，留下了许许多多流传至今的故事，还留下了"东坡肉"这样的杭州名菜。苏东坡到杭州做刺史时，由于长年不治，秀美的西湖草兴水涸，积成葑田。苏东坡为了替百姓排忧解难，发动 20 万人疏浚西湖，将挖掘出来的湖中泥土筑成沟通南北的长堤——苏堤，不但大大改善了交通，而且使西湖增加了蓄水量，消除了水灾。并利用湖中水灌溉良田，保证了杭州地区农业的丰收，这一带的老百姓十分感激。据说，大堤筑好之后，杭州人民杀猪宰羊，送到苏东坡家里，苏东坡虽坚辞不受，但有越来越多的猪肉堆在他家的门前，于是他叫人将所有的肉切成方块烧得红酥酥的，送到大堤上，让所有参加筑堤的民工来一次会餐。于是，一条名叫苏堤的大堤诞生的时候，一道名叫东坡肉的杭州菜肴也就应运而生了。如今的苏堤，是西子湖上一道最美丽的风景线，有如一条缎带，轻轻地束住了西子湖的腰身，和白堤一起成为湖上的双璧。如今的"东坡肉"成为脍炙人口的杭州传统名菜，它形状方正，肥瘦相间，红亮剔透，肥润油亮，香酥而软烂可口，荤香扑鼻，吃起来糯而不腻，咸甜适中，风味独特，为可饭可酒之佳品。是千百年来一直受到人们青睐的佳肴。

梅花粥："扫落梅英（落地的梅花），拣净洗之。用雪水同上白米煮粥。候熟，入（梅）英同煮。"这种煮粥的方法，录自林洪《山家清供》，在文人学士中最流行。他们认为食梅花粥，即有"明目、益气、除烦、安神"的良效，又能表示高洁雅趣。

羊脊骨粥："大羊脊骨一具，肥者，捶碎；青粱米四合，淘净。上以水五升，煎取二升汁；下米煮作粥，空心服之。可下五味常服，其功难及，甚效。"引方是唐宋时期流行的中老年食疗粥品。老年人如出现少食畏寒、腰酸肢冷、便溏腹胀等症状，可食羊脊骨粥。大羊脊骨，甘热无毒，对脾肾两者，有较好的疗效；配上青粱米，补中益气，利小便，止泄痢；二物相配合，对老人脾胃调理大有益处。清·曹庭栋《粥谱》也收录此方，载曰："用以治明，尤有效。"

神仙宝贵饼：白术切成片与菖蒲一起煮滚后，盛起晒干磨成粉，各用4两；加干山药粉3斤，白面粉3斤，炼过的白蜜3斤，和成饼状，再晒干收藏，等到客人来时蒸熟切成条状供食。北宋大臣元绛（公元1009～1084年），官至开封知府、三司使，曾有诗文，称白术有延年益寿之效，故叫"神仙"。菖蒲为宝贵花，与白术合在一起，营养丰富，为滋补身体的食品，故取雅名叫神仙宝贵饼。

通神饼："姜薄切，葱细切，以盐汤掉（泡一下）。和白糖、白面，庶不太辣。入香油少许食之，炸之。能去寒气。"宋人朱熹《论语注》云："姜通神明，故名之。"唐代的《新修本草》有"久服能神明"之说。北宋改革家王安石《字说》中："姜，能强御百邪，谓之姜。"这种用姜末、葱末和面粉制成的饼有通气提神、祛寒开胃的良效，宋朝文人雅士取名为"通神饼"。

梅花脯：山栗、橄榄薄切，同拌。加盐少许同食，有梅花风韵，名"梅花脯"。栗子、橄榄均为我国特产水果。栗子与梅、杏、李、桃，宋朝合称为"五果"。中医认为它们有厚肠胃、补肾气的良效。生食者甘脆，熟食者甜糯，风味各异。唐宋以来，始做冷盘作为佐酒菜肴。但宋人《本草衍义》卷18《栗》说"小儿不可多食，生者，难化；熟者，滞气。"这是具有梅花风味的冷菜，味兼酸甜，清脆爽口，为佐酒佳肴。

二、饮水卫生

北宋时期，苏东坡在1071～1074年到杭州任通判，1089～1091年任杭州知州。1071年苏氏一到杭州就着手调查市民饮水的情况，发现唐朝李泌挖的六井堵塞混浊，他当即派僧人仲文、子珪、如正、思坦罗致20多人浚疏六井。他第二次来杭任知州时对六井作了全面整修，并撰写了《六井记》，文中指出水井对人民生活的重要性及保洁井水的措施，有力弹劾权贵们对水井的污染。1090年，他还复引六井水到威果营和雄武营之间（今通江桥北），开挖两口新井。沈文通任杭州知事时开挖了南井，在元祐年间井废，苏东坡命子珪浚治，用瓦简易竹，装有石槽，使井水清洁，遂改南井名为惠迁井。净慈寺西面有圆照本禅师挖掘，在西溪桃源岭下有方井，在灵隐韬光寺内有烹茗井，苏东坡等曾为井题词。苏东坡在杭州任内还应市民的强烈要求，疏浚西湖。他在《杭州乞度牒开西湖状》中，历陈西湖有水产、饮用、农田灌溉、内河航运、酿酒等作用，在草拟的《申三省起请开湖六条状》中，罗列了管理、设备等项目，在他的大力倡导下，1090年4月28日开工，用了半年时间，把挖出的湖泥葑草堆积成长堤，堤上花柳迎风飘舞，形成名胜古迹苏堤。为了保护西湖的水质清洁，他下令在湖内禁种菱葑和洗涤。苏东坡为杭城人民饮水卫生的辛劳已被当地人民代代传诵。

上八眼井，地处杭州粮道山。据《梦梁录》记载：宝月山下上八眼井，一井八眼，四大四小。大眼居中，按四角形排列。四小眼分别列于大眼东西两侧。井水清澈，深约10米，从不干涸，是附近市民饮用水之一。

方井在西溪桃源岭下，不盈不涸，相传王方平尝饮井水而得名，岁久残废，明正德二年（公元1515年）里人王槐重修，洪钟补书"方井桃源岭"5字。

金鱼井，在西溪金鱼亭旁，古井保存完好。

双井，即指圣泉和安乐泉，在安乐山永兴寺，位于留下中学东侧，现存。

兔儿井，位于今老和山北麓西溪路南侧的古荡变电所西的一棵大树下，泉水清澈甘洌。龚自珍曾作诗：

"鳞砌苔封鹅子石，泉水清胜兔儿泉。"现存泉井两口，一口半圆，一口方形。

宋神宗元丰二年（公元 1079 年）中秋后一日，秦观自吴兴到会稽省亲，路经杭州时，特意到龙井寿圣寺谒辨才法师。事后，秦观写了《游龙井记》一文，后由米芾所书，并刻在石上。后此碑不存，由明朝书法家董其昌重书《游龙井记》。这些在《龙井见闻录》"碑之重刻者三"中就有记载。在《龙井见闻录》中，还有《游龙井记》的全文：龙井，旧名龙泓，距钱塘十里。吴赤乌中，方士葛洪尝炼丹于此，事见图记……而断碑右上角的第一句就是"方士葛洪尝炼丹于此"。《游龙井记》表明宋朝龙井的名气就很大，而《龙井茶歌》中有"采取龙井茶，还念龙井水"的记载，明朝去龙井喝茶很时尚。

越州（今绍兴）应天寺有鳗井、治城有琵琶井。[11] 鄞县有义井 10 处，地处县城内的前坐北大街、拱星坊巷口大街、泰和坊河下、宣化坊魏家巷、庙巷、东桥下南巷、能仁寺前、恤仁坊佛阁、府院前及五通堂巷。青田县有数井，如县井、观前井、贵井、学后井、水阁巷井、丁公六井（丁公一、二、三、四、五、六井），上庵井、松阁巷井、金巷井、万松巷井、耶稣堂井等。青田县民还素饮瓯江水。

绍兴县宋家店下沙井、慈溪县沿山十八井的烂水门堂井及云和县沙溪古井现仍存在。

据 2009 年 6 月 27 日《浙江文物网》李杰报道：缙云县新建镇凝碧村碧西 122 号东侧有一口下井，建于宋嘉祐六年（公元 1061 年），井台原为砾石铺地，现为水泥地，井台面积 6.25 平方米。井圈为六角形，角厚 20厘米，石质，井高 50 厘米，井内径 48 厘米，井外径 72厘米。井深约 10 米，井内壁为圆形由卵石砌成。井圈南面有落款，竖式五行，楷书。为嘉祐六年九月二十八日僧从爽募施五造井一所，六僧为活。

可以这么说，宋代以降水井遍布浙江各地的穷乡僻壤，明清时期开掘的石井至今遍布乡村田野，保存完好，仍在饮用，这从一个侧面反映了浙江人文素质蓬勃向上和乡风习俗较为文明的状况，在中国饮食卫生史上留下了美好的一笔。

三、个人卫生

苏轼担任杭州知府时，留下了赞美澡堂工人辛勤劳动的诗歌。在《庄季裕鸡肋篇》卷上中记载了宋哲宗元祐年间（公元 1086～1133 年），浙中人民已用肥皂洗澡和洗衣物的情景。

第五节　疫疬流行及慈善医药事业

一、疫疬流行

宋神宗熙宁八年（公元 1075 年），杭州大疫，死亡人数约 50 多万人。大疫高峰过后，"商贾不行，市萧然"，惨不忍睹。苏东坡在拯救饥荒的同时，已经注意到疫病的流行。他说："杭水陆之都会，因疫病死比他处常多。"因此，他派遣下属为百姓治病，并采取防病治病工作。他说："自经熙宁饥疫之灾，与新法聚敛之害，平时富民残破略尽，家家有市易之欠，人人有盐酒之债，田宅在官，房廊倾倒"，"两浙灾伤，人死大半"。因此他积极地投入到抗疫救灾中去。他请求朝廷延缓两浙路部分上供米的时限，同时他又向朝廷请求钱米赈济百姓。他认为这次疫病虽天时不利，但也是对本路监司郡守张靓、沈起等人处置无方造成，从而"助成灾变"，因而向神宗揭露为官不力的这些地方官员。由于实施了有力的救灾措施，整个两浙路米价回落，灾疫后社会秩序得到了稳定，生产恢复。

1076 年，绍兴一带大旱，饥民多数染上疫病。据《曾南申集》载：神宗"为病坊处疫病之无归者，募僧二人属以视医药饮食"。[12] 元祐四年（公元 1089 年）夏天，苏轼又以龙图学士出知杭州，刚上任不久，杭州先是大旱，接着"饥疫并作"，苏轼多方设法救济饥民。他向朝廷上奏，请求中央对杭州进行救济。不久，哲宗下令将两浙路上供米20万石救灾，并免去当年度两浙路上供米数的三分之一，赐度僧牒，以僧牒换来的钱米救济饥疫的灾民。

元祐五年（公元1090年），疫情虽趋平缓，后果却相当严重。到了春天青黄不接的时候，苏轼下令将平仓米减价出粜给平民百姓，还派专人每天烧粥施舍给穷人，煎药让无钱请医的病人服用。他派专人带上医生在杭州城内一个个病坊治病，救活了大批病人。由于杭州这次疫情比其他地方更为严重，靠政府力单势薄，苏轼便发动民间财力抗疫救灾。他以身作则，率先献出私钱50两黄金，加上筹措的官府纹银2 000两，创办起一所病坊"安乐坊"，收纳贫苦病人。之后，他又"蓄钱粮"作为病坊的运转费用。病坊作坛粥、药饵，遣吏挟医，分方治病，活者甚众。其时杭州"家有画像，饮食必祝，又作生祠以报"。

北宋时浙江各地已有台州的药局，衢州、浦江、龙游、兰溪、於潜象山等地惠民药局，越州的官药局等医疗救助机构。

苏东坡这一设置病坊的创举，有力地制止了饥荒之年瘟疫的流行。他常亲临病坊，安抚病民，提出各种具体建议，使病坊的医疗效率保持在相当的水平。因为苏东坡从黄州担任团练副使起便十分讲究医道，精通药理。据说病坊常用的一种有多种疗效的名"圣散子"的丸药，便是苏东坡亲自过问配制并推广临床使用的。东坡自称此药得之于同乡人巢君谷，在黄州时便监制布散病民。到杭州后如法炮制，救活疫病患者不可胜数。病坊设立前后3年，治愈病人数以千计。

二、慈善医药

北宋时期浙江一些府州县政府兴建养济院（或称安济坊、济人堂、居养院）。1102年北宋朝廷下诏诸路置安济坊，更推动了这一工作的展开。嘉祐年间（公元1056～1063年），海宁县治西100步，建养济院，名安养院。临安府（今杭州）设有2处养济院：一在钱塘县界西石头北面（今宝胜院），另一在艮山门外，又设性质类同的善化坊4所。1104又设置居养院、安济坊多处。1103年象山县在县城东面150步处设置安济坊，以怡养患者。1103年定海建有养济院，1112年由县城东北移至县城北面。1107年鄞县（今宁波）在西门里创建安济坊，养治病者。秀水（今嘉兴）春波坊天马桥直，建广惠院（后改称养济院）。绍兴年间（公元1131～1162年）郡守岳珂储资金，后任郡守吴潜筹建养济院。金华县城北面2里处建有居养院。石门县治东300步处设立安养院。北宋初年诸暨设居养院，惠养鳏寡孤独，章法详备，1119 年左右裁废。临安县养济院在县城西面 1 里处的罗村。於潜县养济院在 1102 年左右设在县城南面 2 里的寂照寺。瑞安安养院在清泉乡横山。[13] 萧山县居养院在县城西面社稷巷内。[14]

北宋时期，浙江一些地方建立了漏泽园，把战死者、弃尸和家贫无地埋葬者由地方政府统一葬入漏泽园，并规定深埋 3 尺，不准露野，由监司巡查。漏泽园的建立，对改善环境卫生，防止弊病蔓延和稳定社会秩序均有益处。杭州漏泽园一所在钱塘县惠民乡，占地 40 多亩；一所在仁和县芳林乡，占地 70 多亩。宋徽宗崇宁三年（公元 1104 年）七月三日，朝廷下诏全国各府州县择高旷不毛的地方建置漏泽园，凡寺观无主槽椟及暴露遗骸统一葬入其中。同年，鄞县也设置漏泽园，由僧侣管理。

第六节　佛、道医药学及颇具医药蕴义的迷信习俗

一、佛、道医药学

宋金以降，道教分丹鼎清修的北派和符箓斋醮的南派，道教活动如道功、道法与中医药学关系甚密，许多

著名医药学家接受了道教思想，同时也受到佛教熏陶。出现了一批道士、僧侣擅长医术和医药学家笃信佛、道教人士，现胪述如下：

北宋杭州西溪寺僧精通外科，附近一户田家病癞，全身溃烂。西溪寺僧检查后认为是天蛇毒，取木皮（秦皮）煎煮一斗，请病人吞服，没几天田家病愈。明清间杭州一带寺院僧侣兼医者，颇不乏人。

用言和尚，实伦尊者，天台山寿昌寺僧。天圣二年（公元1024年），至番永宁寺，造石墖，浚地下及三十余尺，筑壹垒七层，屹三十丈，及成。出一药方，名脾积丸，授寺僧曰：其药可留为墖中，镫油费。言讫去，失其踪迹。[15]

杭州千佛寺有一位异僧，离开寺院前留下了《咽喉脉证通论》一书，其他寺僧得到后，秘不外传，用书中的秘方为周边群众治病，深得赞誉。

奉真，北宋四明（今鄞县）人，出家为僧。善医术，诊视高妙，不差铢分，熙宁间（公元1068～1077年），名闻东都。天章阁待制许元之子患疾，瞑而不食，奄奄欲死逾宿矣，请奉真视之。奉真曰："脾已绝，不可治，死在明日。"元曰："固然，今方有事，须陛对。能延数日否？"奉真曰："此可为也。诸脏已衰，唯肝脏独运，脾为肝胜，其气先绝，绝则死。若急泻肝气令衰，则脾少缓，可延三日，过此无术也。"乃投之药，至晚遂能张目，稍稍啜粥，明日渐苏能食。元极喜，奉真曰："此不足喜，肝气暂舒耳，无能为也。"越三日果卒。僧人元觉得奉真之传，元觉复传于法琮及了初，诸僧皆以医知名。

元觉，宋代四明（今宁波）僧人。曾学医于僧人奉真，尽得其传，故以医知名于世。元觉弟子法琮、了初继承其学，亦以医闻名。

法琮，宋代四明（今鄞县）僧人。得其师元觉之传，精于医术。弟子了初，得其传授。

医道人，佚其姓名，宋代道士，生平里居未详。有四明延寿寺僧，自首至踵，平分寒热，莫晓所以，遍问医者皆不知何症。街有道人，囊药就市，人皆忽之。僧召而问之，道人曰："此生偏肠毒也。"药之而愈。

政和七年（公元 1117 年），秀州魏塘镇李八叔者患大风三年，百药不验，忽有游僧来，与药一粒，令服，李漫留之，语家人曰：我三年间，化主留药多矣，何尝有效？不肯服。初李生未病时，诵大悲观音菩萨，满三藏。是夜，梦所惠药，僧告之曰：汝尚肯三藏价诵，我却不肯服，我药既瘳，即取服之。凡七日，偏身皮如脱去，须眉皆再生。[16]

宋朝时期，道教南宗思想的创立者天台人张伯端，精通医卜、吉凶死生之术，他撰写的《悟真篇》是道教内丹丹法的主要经典，它以诗词的形式总结了北宋以前的内丹方术，在道教史上是一部承前启后的重要著作，它为道教南宋的建立打下了思想理论基础，被后人奉为南宗第一祖。他还著有《玉清金筒青华秘文金宝内炼丹诀》3卷。杭州道人善治痢疾，他用大熟瓜蒌，煅存性，出火毒，制成粉剂，温酒配服，疗效显著。钱宗元，杭州道人，见患者小便肠秘，百方不通，他给病人服用自制药剂，药到病除。宁波市有一位摆摊售药治病的道士，用自己的单方治愈了延寿寺内患有偏肠毒的僧人，遂受人们的青睐。

北宋王安石在《临川集·礼乐记》中说："神生于性，性生于诚，诚生于心，心生于气，气生于形"，都突出了养生中养德的重要地位。

唐子霞，宋代於潜县（今浙江临安）人，为道士。好读书，勤于著述。政和间（公元1111～1117年）从眉山陆惟忠游，常头戴铁冠。宋徽宗巡游宝篆宫，见子霞仪状魁伟，问从何来，对曰："草野臣无他技能，江东使者以臣应诏。""徽宗命主持洞霄宫"。苏轼《野翁亭诗》有"山人醉后铁冠落"之句，即指子霞。著有道书《天目真镜录》，谓天目山有养生之药，耆草、芫花皆名著《仙经》。

二、颇具医药蕴义的迷信习俗

魏晋南北朝时期，是中国佛教与道教发展兴盛时期，浙江受北方文化重心南移的影响，成为佛教与道教活动传播的重要地区之一。但原始神灵的崇拜和信鬼风俗仍然广泛流传，这些神灵的崇拜与佛、道信仰掺合，日益构成浙江地方风俗的一个重要方面。浙江是道教思想的发源地之一，早在春秋战国时期浙江便流行黄老道家的思想，这表明浙江早已具有道教传播发展的深厚思想、文化基础。东晋以降，浙江乃是道教传播的重要区域，渗透到社会各个阶层。在上层士族和知识分子中间有许多信徒和道士，他们却又行医给药，对当地民间医药卫生习俗的形成有巨大的感召力。同时，道教在浙江的传播还改变了地方原始宗教信仰，许多原来的巫祝摇身变成了道士，他们利用治病祛魔的手法赢得了民间下层人物的广泛信仰，颇具地方浓厚迷信色彩的医药卫生习俗显得十分繁芜，极有可能在这一时期已初步形成。

披览浩如烟海的浙江历代各府、州、县、镇志，其中不同程度地镶嵌着"仙释"章节，在这类史籍中，充满着包治百病的神仙道士，其诊疾的方法以当代先进的医药学标准去衡量，显得荒唐可笑，迷信浓厚。但这些颇具医药蕴义的迷信习俗，是浙江先民面对潮夕直薄、土地斥卤、沼泽满布、艰难开发的自然生态环境及人们夭折早逝的状况而形成的一套治病的土法子，它们与浙江科技文化的问世与发展亦步亦趋，直到今天医药学高度发达之际，仍在穷乡僻壤我行我素，很难以先进的医疗方法取而代之。它们是一种在农村贫穷落后地区具有广泛社会基础的奇特现象，是环境、民族、宗教、文化、医药、习俗等领域长年的交融物。

　　风俗是最基本、最重要的大众文化。各地风俗历经漫长岁月才形成，有自然环境、社会环境、时代环境的原因，使生活其中的人群形成一种心理定式，形成具有某种特定价值观念的心理结构。因而风俗反映了一个地方独特的精神状态，造就了当地居民的精神面貌、群体性格，陶冶着当地居民的情操。浙江民间自古迄今一直流行着颇具医药蕴义的迷信风俗。为了生存和发展，浙江人民很早就形成了一套防疫治病的土方法。如小孩生病，哭闹不安，人们认为是受到了惊吓，就请师公收吓，较流行的是咒叫"雷公咒"和"夫人咒"。值得指出的是浙江一些地区还形成了各自医治病患的蕴含迷信色彩的方法。

　　以下分地区介绍一下这些方法。

　　（一）杭州地区

　　宋朝皇室扈跸杭州，四方人民汇集而至，这使杭州方言变成了官话、土音参半。我们把医药卫生、人体有关的用语与杭州方言、谚语融合而产生新意的词汇收集起来，以窥探医药卫生与杭州民间风俗的交融性，现按字数（附释意）胪述如下：心不搭肝（心神不定）、伸手躺脚（舒服之至）、好肉挖做疮（杞人忧天）、药补不如食补（确实如此）、十个郎当九个病（郎当即病容）、牙疼不是病而痛死无人问（疼痛难忍）、早上吃得饱中午吃得好晚上吃得少（养身之道）。

农历五月初五"端午节"是我国民间古老的传统节日，这天中午 12 时，杭州民间有给孩童吃癞蛤蟆的风俗，据说可以消火伐凉，夏天不生痱子和疮疖，这一民间预防疾病的医俗相传与《白蛇传》有关。据《外科正宗》记载癞哈蟆可制成药用蟾酥，功能解毒，可治疗痈疽、疮疖等症。可见这一习俗具有祛病除邪的医疗常识。据清朝范祖述《杭俗遗风》记载，杭州清明节时，民间家家户户用糯米拌青蒿（是一种芳香植物，性凉，有消夏、散热、解毒作用），捏成小狗形状的清明团子，俗称清明狗儿，悬挂梁下，到立夏蒸给孩子吃，可以不疰夏，能健壮如虎，此俗由来已久。

五代时期的徐知证和徐知谔兄弟被民间奉为能够祛病消灾的两位神仙。南宋高宗患病，医药无效，转而祷求两徐，病情有所好转，高宗下令在都城临安（今杭州）为之立庙祭祀，赐额"灵济"，这一与医药有关的迷信举措后来在当地流传开来。

东汉建武时期，北方人民崇奉皮场镇土神张森，相传他为汉代相州汤阴皮货场的看守人，曾及时杀死皮货场中大量毒蝎，挽救了当地群众的生命。该神素事神农，凡民间患疹疾疮疡，祈祷则显灵。宋室南渡时，一位商人携带张森神像来到临安（今杭州），安放在吴山看山亭内，建庙供奉，取名惠应庙（即皮场庙），两庑绘有24位仙医，相传是辅佐神农采药的名医，明朝成化年间重建该庙，后逐渐演变为药王庙。后来，杭州城内在吴山、万松岭、侍郎桥、元真观四处各设一庙，以供病者前往顶礼膜拜，解脱疾苦。

杭州妇女对于不育症多于2月19日、6月19日、9月19日拜祭观音菩萨，谓此日求子最有灵验。出嫁的女儿分娩，母亲便带采集的益母草前去探望，把这种草药煎熬后请产妇服饮。在浙江有"洗三朝"民间习俗，孩子出生的第三天，请接生婆用槐枝、艾叶草药煮水，为其洗澡，洗完后用姜片、艾团擦关节，用葱打3下。有的地方洗完后用喜蛋在婴儿的额角摩擦一遍，认为可以免生疮疖，人们还用草药灸婴儿肚脐，这些风俗在杭州尤为畅行。"洗三朝"有科学卫生作用，至今仍在农村流行。

每年7月（鬼月），传说东岳帝能治精神病患者。杭州地区的人们在这个月的晚上，让人扮作女官，坐堂审查疯人，使患者跪在东岳帝神座下，旁边放一个草人（疯人的替身），由坐堂女官审问，不作答则用木杖击草人，疯人疼痛难忍，据说用这种迷信手法有治愈的例证。杭州还流行由巫婆（又称关仙婆）作法术治病。据宋朝周密《武林旧事》卷3"端午"条中记载，这天皇上赐给后妃、诸阁大珰近侍香囊（即用丁香、木香、白芷等药物装于用丝线或棉织物绣成的精巧香包内而成）、软香龙涎佩带等，令他们挂于胸声，以驱散毒气，消灾灭祸，这一习俗颇具医药卫生常识，后流传颇广。

（二）宁波地区

宁波地区的三北（余姚、慈溪、镇海3县的北部）庙会，盛况空前。庙会上的医生以拔牙的最多，张着大阳伞，推着独轮车，一个庙会上多达10多家。针灸、拔火罐、卖草药的也不少。在庙会上的医生都是江湖郎中，也有先变戏法后看病卖药的。还有祝由科，介于医生与巫婆之间，又搞巫术又行医，纸人上打针会出血，说什么"楼上生疮楼下开刀"，往往吸引一大群人围观。宁海县专治小儿睡梦中惊悸的有一首《出惊咒》。对骨鲠咽喉、刀砍血流诸病有一些诀术歌，如《化骨咒》："老龙进洞，急急化龙，急急化龙；老龙进洞，急急化灰，急急化灰。"《止血咒》："大金刀割长江水，小金刀割过人血不流，一不作脓，二不作血，祖师请我刀下过，重新请土隐。"慈溪县治阴邪病用虎头木牌订门上的方法。

（三）温州地区

在温州地区，人们迎请忠靖王驱逐瘟神，抬着该神的塑像巡游各方，6 天后，忠靖王归庙，然后派人将一纸船送到海上焚烧，以这种迷信方式来防治疫疠流行。对不孕妇女请她们到城隍前跪求，并请女伴抽打肩膀，边打边念咒："愿神鉴我枕，赐我玉麒麟"。当然，浙江各府州县的颇信色彩的乡土疗法和咒疗法远非这些，内容和形式要丰富得多。

（四）金华地区

一般以"灵姑"、"巫三姐"作法术治病。病人久病神志恍惚，俗称被野猫精迷住，家中暗请男巫作法驱鬼，望空中一抓，把鬼塞进坛内，念"急急如律令，敕!"在坛口贴一符封住，捧坛出门，众人反穿衣服，倒穿蓑衣，脚穿草鞋尾随护送。一人敲锣，一人举香，一人擎火把，把坛送到深山沟壑，绕道进村。家中另请人急将病人转移他处，认为野猫精一旦出坛也找不到病人。另一种治病方法以排夜佛来驱妖逐鬼。人们先把羹饭放在米筛上，端到病床前，放在地板上，驱邪者点上香火，然后对着病床，先说好话再念咒语，越念越凶，最后将大米撒在床上，用桃枝向床上乱抽乱打，由另外的人端着米筛，送到村头三岔路口而回，若有草桥、草船就在路口焚烧，端出家后立即关上门，用这种方法医治久病不愈的患者。第三种常见的治病方法是背耕索，病人久病难愈，自认为前世作孽造成，将耕索自缚，背插"罪犯×××"字样的亡命牌，扮作楚囚到庙宇向神佛赎罪请福，求佛祛邪治病。对病人肚痛则采取"针挑"，胃胀则采用"退土"，呕吐胸腹恶痛则采取"揩凶气"。对儿童疾病则采用"戴项圈"、"认樟树娘"、"送夜啼郎"、"雄鸭治肿"、"招压魂"、"摸光头"、"念生肖"、"赶邪"、"过水"、"眉心点灰"、"过关"、"治尿床"等颇具迷信色彩的方法治疗。对腰酸背痛疾病则采用"吸气"、"拔鬼箭"。对中暑病人则采取"扭痧"治疗。对其它病情还采用"驱野猫精"、"悬镜"、"点天灯"、"驱半日鬼"、"防摘茎鬼"、"赶龌龊气"、"缚煞"、"老虎皮吓野猫"、"乡井土"等方法治疗。

（五）嘉兴地区

据《历代神仙通鉴》卷 10 记载，三国时，建金山大王（即西汉大臣霍光）庙于嘉兴金山，传说吴国君主孙皓染疾不愈，有霍光神祇附小黄门说："帝病即愈"，第二天孙氏果愈，遂为霍光立庙于嘉兴府海盐县治，赐额显忠，俗称金山大王，这是神仙治病的传说。瘟元帅是浙江民间信仰中司掌瘟疫之神，嘉兴修建了瘟元帅庙，又称修真观。在 5 月 15 日为瘟元帅忌辰，举办庙会。人们在庙会上游行，两人抬一个空酒甏，其中悬红绳挂一木头人，边走边扯红绳，呼喊"瘟鬼捉进甏"，其后两人抬铁锅，边走边向锅下炭火喷酒，传说可以避邪、捉瘟鬼、保健康。据传说城隍会的风俗出于明朝，带有迷信色彩的"扮犯人"是其中的主曲，这一习俗流行于桐乡乌镇。家中有人生病，求医吃药无效，迷信的人就向城隍爷许愿，在城隍出会时，派家中一位儿童扮作"犯人"，随出会队伍绕市一圈，以示"赎罪"，人们认为这样做神就会让病人好起来。

（六）湖州地区

在湖州地区，人得病则认为是失了魂魄，必须叫魂才能恢复健康；或认为病人被菩萨所迷，必须给菩萨烧香；或求仙方，吃仙水。这一地区巫婆的符咒疗法十分繁芜，如水乡的关仙婆治病的程序是：上香—降—问姓名病情—神灵诊断—脱身。

（七）绍兴地区

小孩跌跤受惊，长辈让小孩在该地撒尿，用青布盖在跌伤处按摩，口中念道"啐啐啐！狗出惊，猫出惊，囡囡勿出惊！"人们把红眼病叫做烂眼鳂鲅，医治的咒语是"看看天，看看地，烂眼鳂鲅拨你自！"或"烂眼鲫鲔，柯来就杀，烂眼鳂鲅，柯来饲鸡。"鱼刺鲠喉的咒语是"敕敕五律，太上志公，敕敕五律，太上老君，喉咙深似海，一切化灰尘"，边说边用筷子在空中划几个圈。据《浙江风俗简志》载，绍兴旌德观供奉瘟元帅，避邪去瘟。嵊县医治伤风咳嗽是唱歌词："伤风咳嗽，抲在麻袋里头，背到南门桥头，掼在大溪里头，氽到樗浦段头。"小孩生病要遣夜头，念咒道"闲神野鬼听我言，穷苦人家不可来，盘缠银子相送你，大户人家快去哉！去，去，去，莫停留，你若此地留一留，除非儿孙封王侯。去，去，去，莫再来，你若此地来一来，除非金银像山堆。"

（八）台州地区

正月十八日夜是神龙回天的日子，深夜要进行"收邪"仪式，各家各户闻声熄灯，屏声静息，这样可尽收新年的邪气、疫鬼和病魔。

（九）丽水地区

据清朝姚福均《铸鼎余闻》卷3记载，丽水一带民间信仰管理怀孕、生产、褓幼之神法生娘娘，妇女"凡求子者，必赴庙虔祷。儿生，自洗儿及弥月，周岁必设位于家，供香火。"景宁、云和畲族地区治疗鱼刺鲠喉的方法是盛一盘由冷、热水掺和的阴阳水，划上水字，口中念咒以消鱼骨。

从上述浙江民间颇具医药蕴义的迷信习俗来看，我们可以得出以下陋见：首先，它们可能形成于宋朝以前。宋朝之前，浙江无论在政治、经济、科技文化，还是在中医药学的发展与普及方面与北方相比望尘莫及，导致一些与传统医药学相悖的迷信疗法纷纷出笼。巫术

是原始人的观念和信仰，是原始人企图利用和战胜超自
然力的一种技术和愿望，大约产生在旧石器时代。宋太
宗淳化三年（公元992年），鉴于两浙地区巫术医学盛
行的问题，颁布了一条诏令："两浙诸州先有表绯裙、
巾单、执刀吹角称治病巫者，并严加禁断，吏谨捕之。
犯者以造谣惑众论，置于法。"这条诏令，虽只针对两
浙地区，但它却是中国历史上第一条明令禁止巫师治病
的法令，表明了宋朝朝廷对巫术的禁灭态度。宋高宗绍
兴十六年（公元1146年），一位官员上疏指出："近来
淫祠稍行，江浙之间，此风尤炽。一有疾病，唯妖巫之
言是听。亲族邻里不相问劳，且曰此神所不喜。不求治
于医药，而屠宰牲畜以祷邪魅，至于罄竭家资，略无效
验而终不悔。"在古代，不仅"荆楚之俗尚鬼，病者不
药而巫"，而且整个浙江省也严重地存在"氓疾不治，
谒巫代医"的社会现象。虽历朝陆续颁发一系列禁巫法
令，但无济于事，巫师治病的问题相沿不改。之后，浙
江虽以文化之邦著称，医药学家辈出，但迷信活动猖獗
于穷乡僻壤，那里人们的文化素养低下，这就是当今迷
信咒疗法仍有市场的原因所在。其次，上述古代浙江的
民间疗法多具迷信色彩，无济于治病救人，但它们是原
始部落文化与医药学长期交融的自然产物，内含心理疗
法。最后，在当今高科技日新月异的发展、医药学突飞
猛进的信息社会里，一些缺医少药的贫困地区，迷信咒

疗法却在那里死灰复燃，贻误病人，这是一种怪异的社会现象，值得我们去稽探这块登不上大雅之堂却又被人们藐视的处女地，这将对我们多方位研究中医药文化的内涵大有裨益。

第七节　与国外医药交流

一、市舶司的建立

宋朝时期，杭州商品经济呈现出一派繁荣的景象，其中与国外的贸易盛况逾越前朝，这主要是由于全国性的大贸易港口多云集在杭州等地。早在太宗雍熙二年（公元985年），一说在端拱二年（公元989年）五月就在杭州设立两浙路市舶司，掌管检查出入海港的外商船舶，征收关税，收购政府专卖品和管理外商等。当时海外各国纷至沓来，与大食（阿拉伯）、吉逻（印度半岛西南）、阇婆（爪哇）、占城（越南）、勃泥（加里曼丹北部）、麻逸（菲律宾）、三佛齐（苏门答腊东南部）等国都有贸易关系。输出物品有金、银、缗钱、铅、锡、杂色帛、瓷器；输入物品有香药、犀角、珊瑚、琥珀、珠琲、镔铁、玳瑁、玛瑙、车渠、水精、蕃布、乌樠、苏木等。[17]当时杭州湾上"闽商海贾，风帆浪舶，出入于江涛浩渺烟云杳霭之间，可谓盛矣。""道通四方，海外诸国，物货丛居。"

淳化三年（公元 992 年）设立杭州的两浙路市舶司移于明州（今宁波）定海县，翌年又置于杭州。成平二年（公元 999 年）于杭州、明州各置市舶司，与广州三足鼎立为当时全国的 3 个市舶司。徽宗政和三年（公元 1113 年）又于秀州（今嘉兴）华亭县设市舶务，南宋高宗绍兴二年（公元 1132 年）一度移至青龙镇。南宋初年，温州又设市舶司。南宋理宗淳祐六年（公元 1246 年），朝廷又在杭州城东 25 里的澉浦镇（今海盐）置市舶官。终宋末，政府先后在杭州、宁波、温州、嘉兴和澉浦 5 地设立了市舶司，隶属于两浙市舶司。这些市舶司主要与日本、高丽、真腊、占城、印度、大食、古逻、阇婆、勃泥、麻逸、三佛齐等国贸易，商品中香药及药材占居大头。市舶司内机构完备，设有押香药纲使臣等专职从事药物贸易的官员，鼓励中外药材贸易。

二、药材贸易

《宋会要辑稿》等记载我国特产药物通过官方或民间市舶司，输往亚非欧各地的药材，有朱砂、大黄、白术、山茱萸、白芷、生姜、茯苓、牛黄、半夏、当归、甘草、川芎、附子等 60 种。

北宋一直在杭州、明州（今宁波）设有较大的港口。宋朝对香药曾一度由国家统治贸易，番商不得与我国民间自由买卖。其后稍有放松，允许经营的药材有木香、槟榔、石脂、硫磺、龙脑、檀香、丁香、豆蔻花、白豆蔻、安息香等 37 种。这些香药主要从阿拉伯、南洋诸国进口。其中乳香进口最多，神宗熙宁十年（公元 1077 年），广州、杭州、明州 3 州市舶司所收乳香354 449 斤。

北宋初年，占城国（越南）也常有商人携带麝香、笺香、沉香、丁香、檀香、山西香、龙涎香、降真香等来宁波贸易。高丽（今朝鲜）也向杭州、宁波输入人参等药材。

三、医药学家交流

1100～1200 年间，日本智玄入宋，习医后归国，为天皇治病成功。

北宋四川陈承医药兼通，且重实际调查，故敢于发前人之未发。如他力斥当时滥用砒霜作强壮剂之弊和恣用天灵盖治传尸瘵之谬，纠正了前人用药中的一些错误，并能进行一些药学理论的探讨，这是难能可贵的。由于陈承久居江淮，行医杭州，对江浙产销的药材甚为熟悉，他在书中补充的一些关于药物来源、质量鉴别、采收栽培、贸易交流等方面的内容，颇具实用价值。因此，陈承对本草学的发展有一定贡献。

陈承还著有《重广补注神农本草并图经》一书，其特点是图文对照，方便阅读，真正起到了"书著其说，图见其形，一启秩而两得之"的作用，从而开创了本草史上正文与图说合一的先例，并为后世不少本草著作，包括李时珍的《本草纲目》所沿用。元祐七年（公元1092年）本书初刊后不胫而走，且远传海外，日本《香要抄》（公元1156年）即引有该书图文。可惜的是，该书现已失传，惟唐慎微《证类本草》中尚存44条佚文。

第八节　浙江医药的地位

综上对北宋时期浙江医药的回眸使我们认识到：其一，浙江各州县设立了医学官制和惠民药局，掌管药物，为民治病。还出现了杭州第一所亦是当时中国为民服务的最大医院"安乐坊"。浙江人杰地灵，人才济济，代有名家。南宋之前浙江在中国医药发展史上，对世界或全国有影响的医家有东汉的王充、魏伯阳，南北朝的徐道度、姚菩提，晋唐的日华子、陈藏器，宋朝的裴宗元、沈括、朱肱、王执中等。说明浙江名贤辈出，在阐发中医药学术方面，真可谓千峦叠秀，百花争艳，宏富多彩。其二，浙江药材较为丰富，浙江人民饮食卫生曾有过光彩夺目的篇章，从河姆渡木构水井到北宋城镇的一些石井，其修筑坚固，清水透底，博得历朝任官和文人墨客的赞誉，从一个侧面反映了浙江人文素质蓬勃向上和乡风习俗较为文明的状况，在中国饮食卫生史上留下了美好的一笔。其三，浙江住宿卫生文明，居室的布置有利于身心健康，人们的卫生习惯良好，逢年过节洁身净室的活动丰富多采，颇具医理。人们很早就注重食品卫生、采用冷藏库贮存食品。有关医药卫生方面的陶瓷琳琅满目、品种繁多、质地优雅、烧焙历史悠久，有关医药卫生的谚语生动形象，对外医药交流红火。

因此，可以这么说，南宋以前浙江医药起源的内容较为丰富，在中国社会发展史、民族史、科技史、医药史、民俗史、建筑史、陶瓷工艺史和中外文化交流史等领域均占有一席之地。

参考文献

［1］余绍宋. 重修浙江通志稿·大事记［M］. 册 2. 杭州：浙江通志馆内部版，1943：28.

［2］［光绪］浦江县志稿·庶官［M］. 卷 7. 金华：金华益生成记铅字排印，1916.

［3］象山县志·公署［M］. 卷 6：9.

［4］二十五史·宋史下［M］. 册 8. 上海：上海古籍出版社，1986：6289.

［5］张晓丽.《梦溪笔谈》中的医学思想与中药学知识［J］. 中华医史杂志，2003：2.

［6］张望．古今医诗·误吞诸物诗．卷36．云南刻本．嘉庆八年癸亥（公元1803年）：6.

［7］蔡陆仙·中国医药汇海·史部·清朝之医学［M］．北京：中国书店影印，1985：125.

［8］陈文骧、吴庆坻．杭州府志·义行1．卷140．民国十一年（公元1922年）铅印本：4～5.

［9］陈文骧、吴庆坻．杭州府志·义行1．卷140．民国十一年（公元1922年）铅印本：4.

［10］孟戬．杭州府志（单行本）［M］．光绪年间刊本：14～19.

［11］绍兴史迹风土丛谈［M］．册11、14．浙江图书馆古籍部藏本.

［12］［道光］会稽县志稿·灾异［M］．卷9．1936：1.

［13］温州府志·公署·府治·温州东山书院藏本［M］．1914：28.

［14］［民国］萧山县志稿·建置门·公益［M］．卷7．1935：33.

［15］曾国藩、刘坤一．［光绪］江西通志·仙释·饶州府．卷180．光绪七年（公元1881年）：534.

［16］洪迈．夷坚志·甲志．卷10．续四库全书．上海：上海古籍出版社，1996：1264～1273.

［17］二十五史·宋史上［M］．册7．上海：上海古籍出版社，1986：5760.

附录一 浙江省主要中药资源分布表

分类 地区	植物类药材	动物类药材
浙北平原区	菊花、百合、丝瓜络、佩兰、牛蒡子、地黄、红花、白芷、板蓝根、瓜蒌、荆芥、薄荷、怀牛膝、泽泻、太子参、土藿香、洋金花、紫苏叶、薏苡仁、补骨脂、白扁豆、枸杞子、苦楝皮、桑叶、桑白皮、女贞子、石楠叶、马齿苋、香附、益母草、马鞭草、地榆、半夏、芦根、莲子、芡实、浮萍、虎耳草、淡竹叶、百部、何首乌、玫瑰花、乌梅、附子	乌梢蛇、水獭肝、龟版、珍珠母、蛇蜕、蟾酥、鳖甲、蚕砂、僵蚕、地鳖虫、干蟾
天目山丘陵山地区浙西山地丘陵小区	山茱萸、白术、白芷、荆芥、地黄、牡丹皮、木瓜、党参、金钱草、延胡索、杜仲、桔梗、续断、豨莶草、辛夷、火麻仁、娑罗子、丹参、板蓝根、土荆皮、鱼腥草、小青草、百合、玉竹、黄精、八月札、天仙藤、石菖蒲、石吊兰、天南星、半夏、前胡、虎杖、覆盆子、荜澄茄、防己、鹿衔草、浙桐皮、粉萆薢	桑螵蛸、蝉蜕、蕲蛇、蛇蜕、水牛角、鸡内金、刺猬皮、蜂房

分类 地区	植物类药材	动物类药材
天目山丘陵山地区浙中丘陵盆地小区	东贝母、延胡索、玄参、白芍、白术、丹参、三棱、佛手、艾叶、吴茱萸、萱草根、地黄、泽泻、金银花、白芷、薏苡仁、牡丹皮、桔梗、玉竹、苏子、洋金花、香橼、薄荷、穿心莲、无花果、茯苓、乌梅、石楠叶、葛根、厚朴、贯众、大血藤、山楂、覆盆子、八月札、金樱子、闹羊花、萹蓄、地榆、苦参、马齿苋、紫花地丁、金钱草、蒲公英、苍耳子、百部、豨莶草、萆薢	蕲蛇、刺猬皮、鸡内金、蝉蜕
天台山、四明山山地丘陵区浙东丘陵低山小区	白术、白芍、牡丹皮、太子参、玉竹、木槿、紫菀、延胡索、玄参、桔梗、荆芥、薄荷、黄芪、海风藤、钩藤、前胡、败酱草、青蒿、一枝黄花、石竹、东风菜、北沙参、骨碎补、石仙桃、乌药、何首乌、白槿花、女贞子、芙蓉花、穿心莲、板蓝根	蜈蚣、蛇蜕、蟾酥、乌梢蛇、龟版、鳖甲、灵猫香、蝉蜕
天台山、四明山山地丘陵区浙东沿海平原与岛屿小区	浙贝母、麦冬、丝瓜络、丝花、泽兰、白芍、丹参、牡丹皮、附子、泽泻、银花、薏苡仁、女贞子、牛蒡子、补骨脂、淡竹叶、鱼腥草、垂盆草、仙鹤草、贯众、北沙参、蔓荆子、天冬、白茅根、萹蓄、石竹、海藻、昆布、天南星、金钱草、紫珠叶、浙桐皮、茵陈、天仙界	蜈蚣、蕲蛇

分类 地区	植物类药材	动物类药材
百山祖山地丘陵区	厚朴、山药、射干、金银花、枳壳、杜仲、茯苓、丹参、钩藤、肉桂、香附、海风藤、大血藤、石豆兰、麦冬、七叶一枝花、黄精、骨碎补、车前草、鸭跖草、半边莲、白花蛇舌草、小青草、萹蓄、栀子、吴茱萸、谷精草、红茄香、抱石莲、粉草薢	蕲蛇、穿山甲、蜂房、桑螵蛸
浙南山地、丘陵、沿海平原区	郁金、山花、枳壳、佛手、钩藤、肉桂、板蓝根、川楝子、沙参、穿心莲、栀子、茯苓、桉叶油、石楠叶、肿节风、石豆兰、七叶一枝花、肉桂、青皮、金钱草、菜头肾、三叶青、莲座蕨、狗脊、紫金牛、海金沙、骨碎补、朝天罐、紫珠叶、白花蛇舌草、益母草、车前草、红茴香	蜈蚣、海螵蛸、牡蛎、海马、海龙、穿山甲、黄鱼膘、蛤壳、浮海石、蕲蛇、瓦楞子、刺猬皮

附录二　浙江图书馆医家类古籍善本书目

汇编

东垣十书 19 卷

东垣十书 32 卷

薛氏医按 24 种 107 卷

古今医统正脉全书 44 种 206 卷

证治准绳 6 种 44 卷

医学六要 19 卷

芷园医种 4 种 12 卷

医经

黄帝内经素问 12 卷

重广补注黄帝内经素问 24 卷

新刊黄帝内经灵枢 24 卷

补注释文黄帝内经素问 12 卷　遗篇 1 卷

黄帝素问灵枢经 12 卷

京本校正注释音文黄帝内经素问 12 卷

京本黄帝内经素问遗篇 1 卷

新刊补注释文黄帝内经素问 12 卷

新刊黄帝内经灵枢 12 卷

黄帝内经素问遗篇 1 卷

新刊素问人式运气论奥 3 卷

素问运气图括定局立成 1 卷

黄帝内经素问灵枢运气音释补遗 1 卷

黄帝内经素问 24 卷

素问六气玄珠密语 10 卷

读素问钞 3 卷

刻黄帝内经素问钞 6 卷

诊家枢要 1 卷

黄帝内经素问节文注释 10 卷

发藻堂纂辑灵素类言 3 卷

类经 32 卷　　图翼 11 卷附翼 4 卷

类经 32 卷　　附翼新方八法 1 卷

难经 2 卷

古本难经 4 卷

图注八十一难经辨真 4 卷

难经经解 2 卷

难经广说 1 卷

本草

重修政和经史证类备用本草 30 卷

汤液本草 2 卷

本草发明 6 卷

本草纲目 52 卷　　附图 2 卷

本草纲目 52 卷　　　附图 3 卷

本草纲目拾遗 10 卷

本草纲目拾遗 10 卷　　正误 1 卷

上医本草 4 卷

本草原始 12 卷

神农本草经疏 30 卷

本草乘雅半偈 10 卷

本经逢原 4 卷

本草集注可不分卷

本草枵应 1 卷

本草诗三百首 1 卷

神农本草经新疏 4 卷

镌补雷公炮制药性解 6 卷

群芳备药录 1 卷

诊法

删正脉诀理玄 1 卷

家传太素脉秘诀 2 卷

秘传证治要诀 12 卷

脉贯 9 卷

脏腑证治图说人镜经 8 卷　　附录 2 卷

脉诀考证 1 卷

奇经八脉考 1 卷

濒湖脉学 1 卷

方论

金匮玉函经二注 22 卷

伤寒明理论 3 卷　方论 1 卷

东垣先生此事难知集 2 卷

明医指掌图前集 5 卷　后集 5 卷

新镌陶节菴家藏伤寒六书 6 卷

陶氏伤寒六种 6 卷

陶节菴先生集 4 卷

伤寒纪玄妙用集 10 卷　附仲景药性论治 1 卷

新刊伤寒撮要 6 卷

伤寒论条辨 8 卷

或问 1 卷

本草钞 1 卷

痉书 1 卷

伤寒摘玄不分卷

新刻陈养晦先生伤寒五法 5 卷

活人指掌伤寒补注辨疑 3 卷

新刻伤寒六书纂要辩颖 4 卷

伤寒集注 6 卷

伤寒论翼注 2 卷

伤寒论证 4 卷

伤寒论翼 2 卷

伤寒附翼

伤寒论注 4 卷

伤寒论原文浅注集解 7 卷首 1 卷

尚论篇 4 卷

尚论后篇 4 卷

寓意草 1 卷首 1 卷

褚氏遗书 1 卷

诸方

重刊孙真人备急千金要方 30 卷

孙真人备急千金要方 93 卷　目录 2 卷

千金翼方 30 卷

圣济经解义 10 卷

类症普济本事方 10 卷

新刊仁斋直指　附遗方论 26 卷

小儿附遗方论 5 卷

医脉真经 2 卷　伤寒类书活人总括 7 卷

医灯续焰 21 卷

医说 10 卷

续医说 10 卷

卫生宝鉴 24 卷　补遗 1 卷

医垒元戎 12 卷

医学引谷 1 卷　附方前卷 1 卷　附方后卷 2 卷　附录 1 卷

新刊丹溪先生心法 5 卷　附录一卷

丹溪心法附余 24 卷首 1 卷

普济方 168 卷

新刊袖珍方大全 4 卷

卫生易简方 3 卷

新编医学正传 8 卷

明医亲著 1 卷　续 1 卷

医论问答 1 卷

太医院经验奇效良方大全 69 卷　目录 1 卷

医学纲目 39 卷

心印绀珠经 2 卷

医方选要 10 卷

原病集 6 卷

摄生众妙方 11 卷

急救良方 2 卷

古今医统大全 100 卷

医方考 6 卷

脉语 2 卷

增定便考万病回春善本 8 卷

奚囊便方 10 卷

新刊简明医谷 8 卷　要言 1 卷

雪潭居医约 8 卷

医便初集 5 卷　二集 6 卷

脉便 2 卷

本草便 2 卷

新刻医汇 12 卷

医宗粹言 14 卷

医经种子不分卷

刻医无间子医贯 6 卷

医贯 6 卷

新刻聂久吾先生医学汇函 13 卷首 1 卷

赤水玄珠 30 卷

医案 5 卷

医旨绪余 2 卷

先醒斋笔记 3 卷

两都医案 2 卷

寓意草不分卷

树滋堂秘传医要 24 方 1 卷

方脉便览 4 卷

串雅外编 4 卷

咽喉指掌 1 卷

武功将军周公家传 1 卷

古今名方摘要歌不分卷

红炉点雪 18 卷

秘授验过良方不分卷

临证指南医案 10 卷

临证指南医案续编 4 卷

心太平轩医案 1 卷

冯载阳先生治案 2 卷

诸病总括 1 卷

静香楼医案 1 卷

王氏医案三编 3 卷

吴鞠通行生医案不分卷

家藏症治百问时尚心书不分卷

喉科扐指 4 卷　　附集验良方 1 卷

疫喉浅论 1 卷　　附补遗 1 卷

疫症度针 2 卷

外科

重校宋窦太师疮疡经验全书 12 卷

疮疡经全书 13 卷

新刊外科正宗 4 卷

外科理例 7 卷　　附方 1 卷

立斋外科发挥 8 卷

疡科选粹 8 卷

外科宝珍集 1 卷

医方 1 卷

内外科经验奇方 1 卷

秘传内府经验外科 1 卷

眼科

秘传眼科龙木医书总论 10 卷　　附葆光道人秘传眼科 1 卷

塘西十六世眼科秘本 1 卷

妇科

三刻太医院补注妇人良方大全 24 卷

女科胎产问答要旨 3 卷

便产须知 2 卷

济生产宝论方 2 卷

女科经论 4 卷

傅青主女科 2 卷

产后编 1 卷

莲房治谱 2 卷

郑氏女科秘诀不分卷首 1 卷

家传秘集妇科宝藏神书 2 卷

崑山郑氏校定薛医胎产女科经验方 1 卷

儿科

钱氏小儿直诀 4 卷

小儿卫生总微论方 20 卷

全幼心鉴 8 卷

婴童百问 10 卷

袁氏痘疹丛书 5 卷

新校博爱心鉴发明全书 3 卷

痘疹世医心法 12 卷

格致要论 11 卷

碎金赋 2 卷

痘疹世医心法 12 卷

新刊补秘传痘疹全婴金镜录 3 卷

新刊小儿杂症秘传便蒙捷法 1 卷

痘学真传 8 卷

痘科扼要 1 卷

天花心镜 2 卷

秘授男女小儿推拿 1 卷

秘传海阳丁氏家传小儿科 1 卷

针灸

铜人腧穴针灸图经 3 卷

新刊铜人针灸 7 卷

新编西方子明堂灸经 8 卷

针灸资生经 7 卷　　目录 2 卷

针灸大成 10 卷

考定经穴不分卷

人体经穴脏腑图 1 卷

铜人腧穴分寸图 1 卷

杂录

编注医学入门内集 7 卷　　首 1 卷

医学精言不分卷

叶天士景岳全书发挥摘要 1 卷

医学读书记 3 卷　续记 1 卷

医腑不分卷

得意偶录 2 卷

回生录 1 卷

易筋经 1 卷

十二按摩图法 1 卷　遵生八笺图 1 卷　节气图 1 卷

祝由科秘书 2 卷　摘要 2 卷　续集 2 卷

养生说略 2 卷

古今医史 7 卷　续增 2 卷　附案 1 卷

医藏书目 1 卷

参考文献

［1］ 浙江图书馆. 浙江图书馆古籍善本书目. 杭州：浙江教育
　　　出版社，2002：276～294.

附录三　浙江中医药文化脉络图

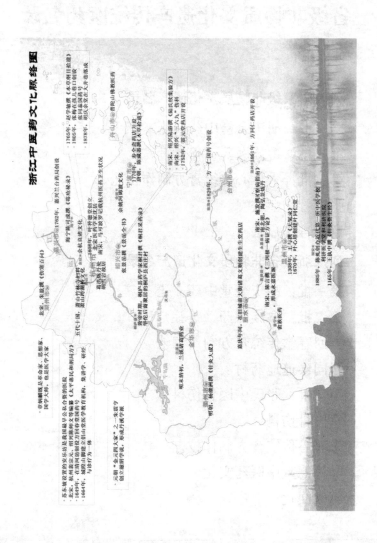

附录四　浙江省列入国家级、
省级非物质文化遗产传统医药名录

列入国家级非物质文化遗产名录

第一批：胡庆余堂中药文化

第二批：畲族医药（痧症疗法）

第三批：朱养心传统膏方制作技艺

张氏骨伤疗法

章氏骨伤疗法

列入浙江省非物质文化遗产名录

第一批：胡庆余堂中药文化

第二批：畲族医药（痧症疗法）

方回春堂传统膏方制作工艺

张同泰道地药材

第三批：张氏中医骨伤科

章氏骨伤科

朱养心传统膏方制作技艺

叶种德堂中医药文化

越医文化

姚梦兰中医内科

田氏妇科

寿全斋中药文化

爨薪堂中医正骨疗法

衢州杨继洲针灸

蒋家山接骨

松阳端午茶

第四批：武义寿仙谷中药文化

沈宝山中药文化

桐君中药文化

磐五味生产加工技艺

施氏针灸

彭祖养生文化

董氏儿科

绍兴"三六九"伤科

茶亭伤科

田氏传统接骨疗法

浙江省列入第一批国家级非物质文化项目代表性传承人名录

（传统医药）

胡庆余堂　冯根生

第一批浙江省非物质文化项目代表性传承人名录

（传统医药）

胡庆余堂　冯根生

方回春堂　俞柏堂

张同泰　童关松

附录五　浙江医药大事记
（自古迄北宋时期）

公元前

约 8000 ~ 7000 年　萧山跨湖桥遗址一带生活着浙江先民。

约 7000 年　余姚河姆渡遗址发掘出干栏式木结构建筑遗址，房屋周边开挖水沟，使用苇席、席箔和竹席等，有益于人们的身体健康。

河姆渡人已能编织，已有服饰。遗址中还发掘出水井，说明原始社会中国人民已知凿井饮水。

河姆渡遗址中发现大量的药用植物叶片、果实，及动物药材。

约 5300 ~ 4000 年　良渚遗址一带的浙江先民创造了许多原始文化遗产。

黄帝时期　药学家桐君结庐于桐庐县东山隈桐树下，并撰写了《桐君采药录》。

约 494 ~ 484 年　越王勾践颁布了省内第一份医政敕令，鼓励人们生育。

约 3300 年　长兴县雉城镇大城殿前有商周木结构水井。

战国时期　浙江人民在端午节时已开展了除五毒、清洁环境卫生的活动。

210 年　徐福从慈溪市达蓬山启碇东渡到日本采药。

公元

26 年　嵊县流行斑疹伤寒，这是浙江疫病流行的最早记载。

38 年　绍兴一带疫病流行。

85 年　王充著有《论衡》、《养性》，书中论述了保健养生法。

119 年 4 月　绍兴一带大疫。

东汉　在今杭州凤起路口有 5 口水井。

东汉末年　蓟子训曾在会稽郡都亭桥一带骑驴卖药，这可能是浙江售药的最早记载。

东汉末年　魏伯阳撰成《周易参同契》3 篇。

283～363 年　葛洪在世时曾来杭州等地炼丹，并从事宗教和医事活动。

366 年　富阳县大疫。

484 年　湖州水灾，疫病滋生。

491 年　吴兴水灾，萧子良在府第北面建立"廨"，收养贫病者，给衣给药，这是中国私立慈善医院的最早形式。

6 世纪后期 高僧智颛创立止观法，并把它作为佛教天台宗的最高修持方法，对后世气功及修身养心有很大的影响。

南北朝时期 浙江活跃着在中国医药史上占有重要地位的武康姚氏和东海徐氏两个医学世家。

衢州设置州医学机构。

唐朝 杭州城内古老药店里，挂着"岐黄正传"和"韩康遗业"横匾，杭州的药店（铺）已经问世。

739 年 陈藏器撰成《本草拾遗》，对后世影响很大。

762 年 10 月 浙江水旱交错，疾病大起。

781 年 李泌组织挖掘了杭州六井。

790 年夏 浙江西部大疫。

806 年夏 浙江东部大疫。

822～824 年 白居易刺史杭州，他主持疏通六井，治理西湖，改变了居民的饮水和环境卫生。

832 年春 浙江西部大疫，杭州 8 县灾疫。

840 年 台州、宁波疫病大起。

864～898 年 陈仕良创立 "陈木扇"妇科。

浙江大疫。

唐朝 新罗（今朝鲜）人从定海、宁波运入药材等货物。

893 年 杜光庭《玉函经》中引入西方十二宫说。

　　萧山竹林寺五代僧人高昙得异授而兴办妇科，自此至民国初年历时 107 世，寺僧皆以妇科医学代代相传。

　　961 年　地处杭州的吴越国向北宋朝贡 15 万斤香药。

　　北宋初年　宋朝在杭州的行宫内设立御药院。

　　991 年　明州建立两浙市舶司，推动了中外医学交流。

　　1071～1074 年　苏东坡主持进一步疏通六井。

　　沈括在《苏沈良方》中记载了提炼秋石的两种方法和临床应用方法，是人类提取性激素的最早记载。

　　1086～1133 年　浙中人民已用肥皂洗澡和洗衣物，个人卫生文明已有质的飞跃。

　　1089 年　苏东坡在杭州设立安乐坊，是我国历史上最早的私立医院。

　　杭州地区先涝后旱，瘟疫流行。

　　1089～1091 年　苏东坡主持治理西湖。

　　1107 年　朱肱撰成《伤寒百问》。

　　杭州人裴宗元、绍兴人陈师文等受命编纂《太平惠民和剂局方》，为当时中药处方专著。

　　1115 年　省内一些府州县设立惠民药局。

后　记

　　本书是 2008 年浙江省中医药科技计划研究项目《南宋前浙江医药的起源》成果，编号为 2008RA008。在申报 2012 年杭州师范大学人文艺术社会科学优秀作品资助项目时，我们反复斟酌，将书名由《南宋前浙江医药的起源》改为《自古迄北宋时期浙江医药史》，以便更清晰地彰显这一时期浙江医药的发展历程。

　　在多年的撰写中，我们主要参考了《二十五史》（上海古籍出版社 1986 版），李经纬、林昭庚的《中国医学通史·古代卷》（人民卫生出版社 2000 年版）等学术著作及浙江省府州县志和浙江文物网"先进县在行动"栏目中少量最新有关医药文物古迹普查图片等大量资料。

　　在长期的研究中得到了杭州师范大学、浙江省中医药管理局、浙江中医药研究院、浙江省图书馆古籍部、浙江大学、浙江中医药大学等领导和同仁的大力支持。

　　本书各章内容的研究明显具有试探性和不成熟性，错误纰缪或意犹未逮者恐难避免，期待学术界同仁修正。

朱德明

2012 年 11 月 18 日于

杭州师范大学人文学院历史系